Markus Hirtler, Werner Loder, Tina Hirtler

3 mal 7 ist Donerstag

INHALTSANGABE

Vorwort

Wie fühlt es sich an, wenn ich an die Grenzen meines
Gedächtnisses stoße?

Können sie sich wirklich vorstellen, wie es ist, wenn Sie merken,
- das sollte ich wissen, das müsste ich wissen,
... aber ich weiß es nicht mehr ...
Für Menschen mit Demenzerkrankungen ist das leider
ein Gefühl, das sie nur allzu gut kennen.
Aggression ist manchmal nichts anderes
als der Versuch so eine peinliche Situation zu vermeiden.

Dieses Buch soll einen niederschwelligen Zugang zu Menschen
mit demenziellen Erkrankungen ermöglichen, um unangenehme
Beziehungen zu entschärfen.
Angenehme Gespräche, Zugang zur Welt des Anderen und
vor allem ein Klima der Wertschätzung soll gestaltet werden.
Ganz bewusst wurde die „Kunstform" des Unvollkommenen
gewählt.
Handgeschriebene Kärtchen, unkorrigiert, einfach so, wie sie sind.
Wenn Menschen so angenommen werden, wie sie sind,
tritt Entspannung ein.
Weg vom Kritisieren, Korrigieren und Betonieren,
hin zum „Sein Dürfen".

Bilder, Texte und Anregungen von einfühlsamen Menschen
machen dieses Buch zu einem sympathischen Begleiter
in herausfordernden Begegnungen.

Markus Hirtler

An Angehörige, BetreuerInnen, Ehrenamtliche und....

Dieses bunte Bilder- und Fragengemisch soll Kommunikation und Empathie aufbauen.
Vermeiden Sie ein: „Das musst du doch wissen!"
Korrigieren Sie nicht, finden Sie einen für beide Seiten vertretbaren Weg.
Akzeptieren Sie ein: „Versteh mich doch, ich weiß es nicht mehr."

Bilder assoziieren Erlebtes und Vertrautes.
Kehren Sie an Plätze und gelebte Ereignisse zurück.
Erleben Sie mit den Fotos von Tina Hirtler gemeinsam „Erinnerung".

Die Fragekärtchen wurden von meiner Mutter geschnitten und beschriftet.
Respektieren Sie die fehlerhafte Rechtschreibung.
Ihr Lebenswerk war eine große Familie, der sie alles unterordnete.
Dafür möchte ich ihr hier danken.

Die Texte von Markus Hirtler und einige Gastkommentare über Würde und Respekt haben das Buch bereichert und mit Denkanstößen gefüllt.

Vorhandenes noch abrufen, verbal oder nonverbal, einsilbig oder ausufernd wird ihr/sein Selbstwertgefühl stärken.

ICH BIN NOCH DA – JEMAND SPRICHT MIT MIR

Werner Loder

Wobei kann dieses Buch unterstützen?

Eine „Anleitung" ist eigentlich nicht nötig – die Inhalte dienen als Einstieg in Gespräche...

Wir empfehlen:

- ❍ Ein angenehmes Klima schaffen.
- ❍ Eine beliebige Seite aufschlagen.
- ❍ Die Frage- und Antwortkärtchen zu allgemeinen Themen und auch die persönlichen Fragen bieten viele Gesprächsmöglichkeiten an. Plaudern erwünscht!
- ❍ Bilder wirken lassen, als Anregung für Erinnerungen, Assoziationen und Austausch nützen.
- ❍ In guten Gesprächen ist vieles möglich – einfach über das „Miteinander" freuen!

Impressum:

2. Auflage September 2016

Herausgeberin: Tina Hirtler

Titelbild: Ida Loder

Druck: Schmidbauer-Druck, Fürstenfeld

ISBN: 978-3-902685-57-5

ALLGEMEINE FRAGEN

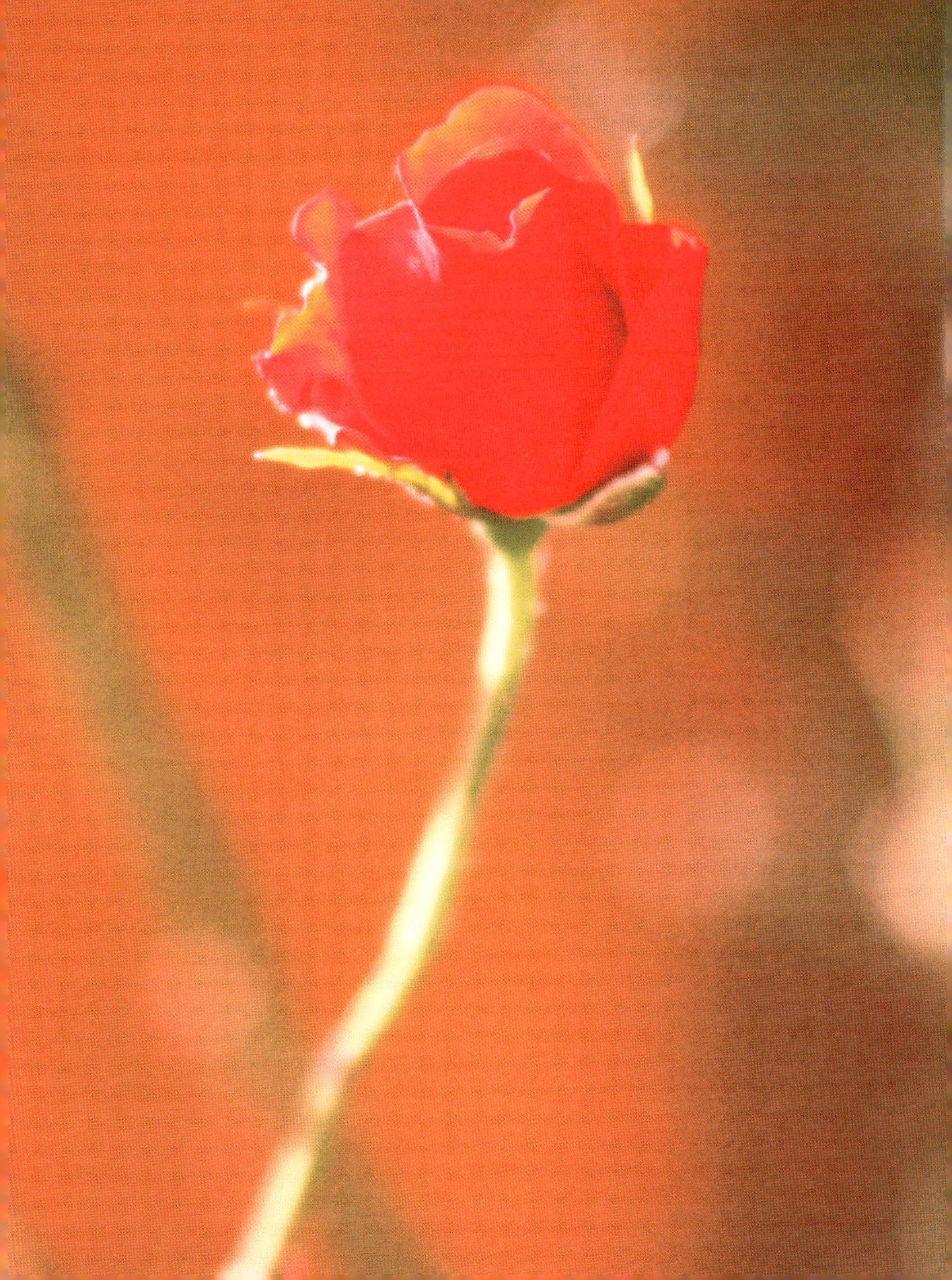

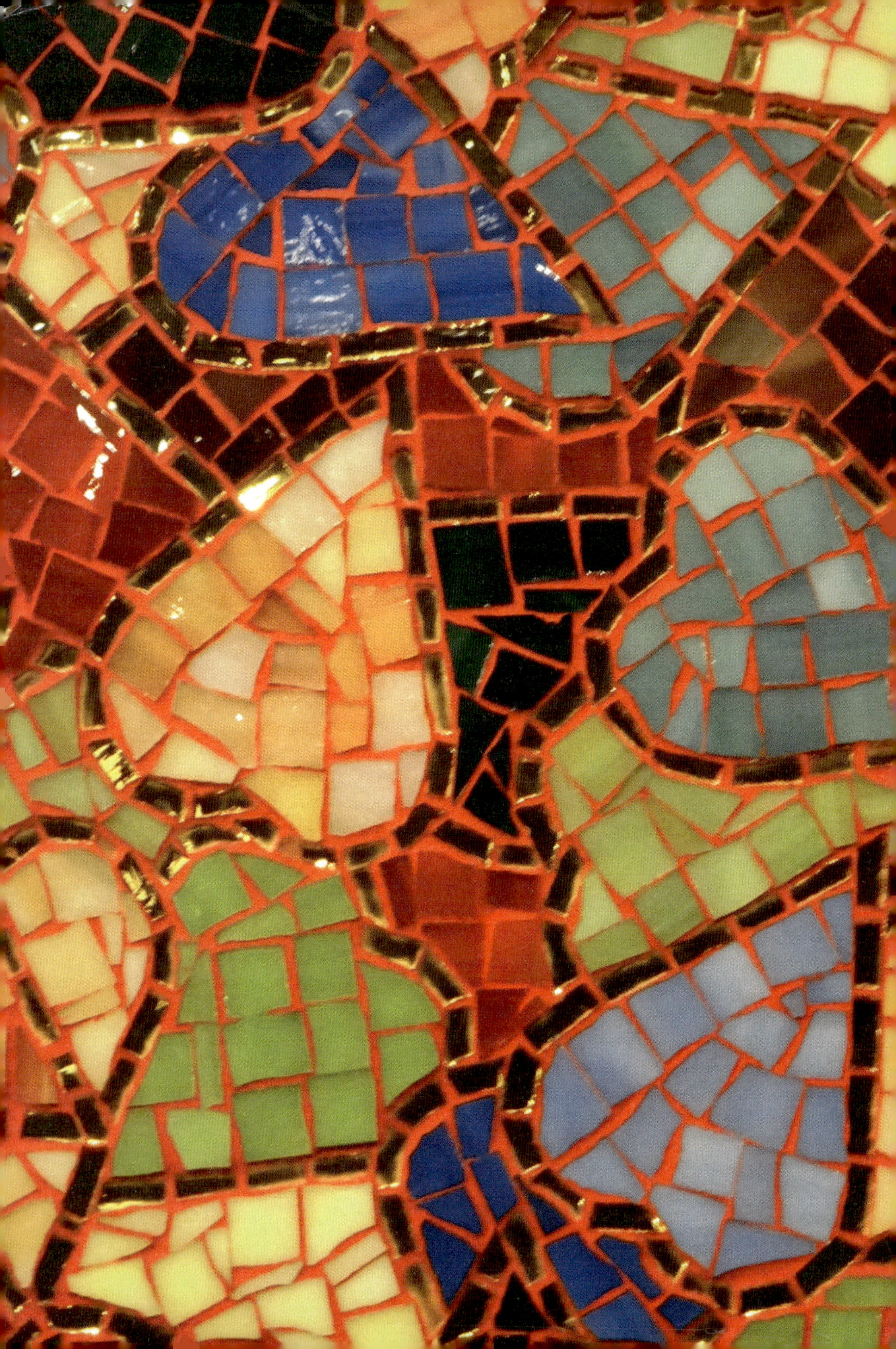

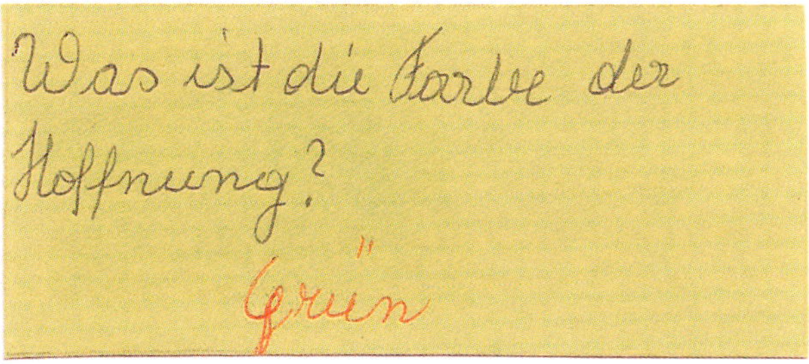

Was ist Ihre Lieblingsfarbe?

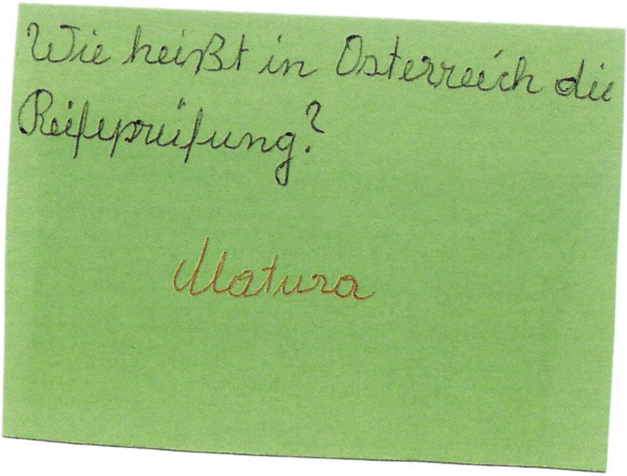
Wie heißt in Österreich die Reifeprüfung?
Matura

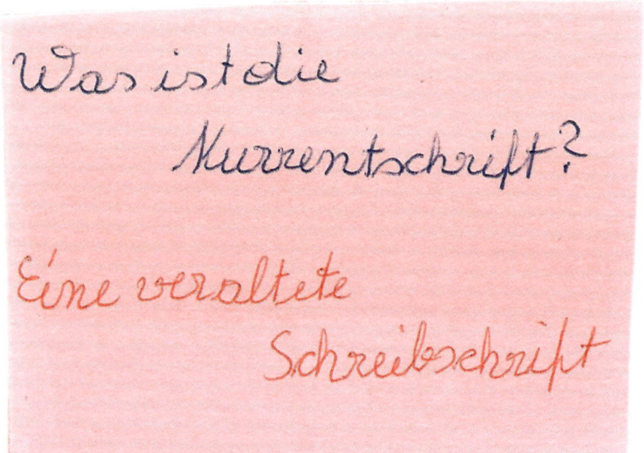
Was ist die Kurrentschrift?
Eine veraltete Schreibschrift

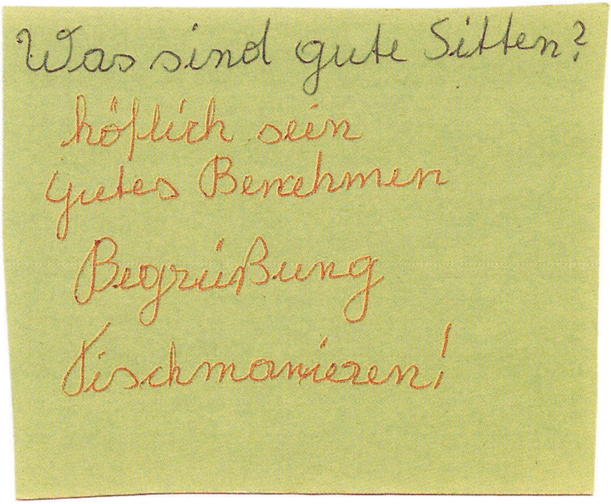

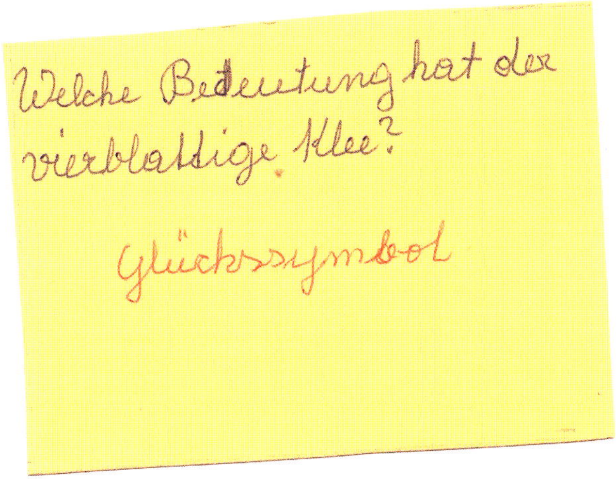

Haben Sie schon einmal ein vierblättriges Kleeblatt gefunden?

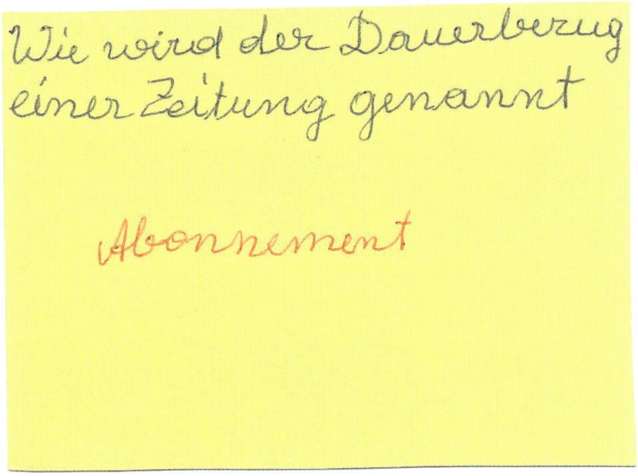
Wie wird der Dauerbezug
einer Zeitung genannt

Abonnement

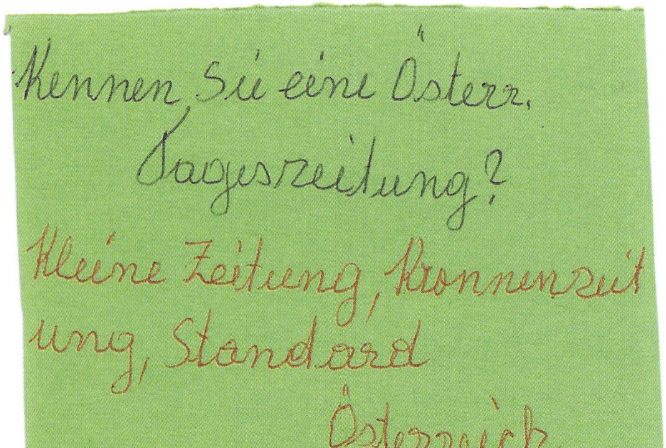
Kennen Sie eine Österr.
Tageszeitung?
Kleine Zeitung, Kronnenzeit
ung, Standard
Österreich

Welche Zeitung lesen Sie gerne?

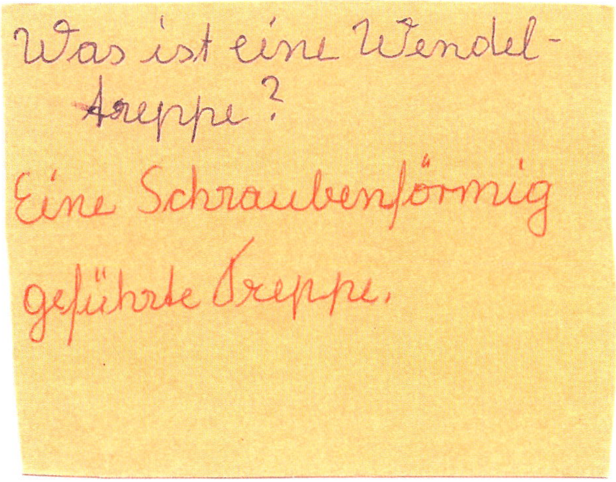

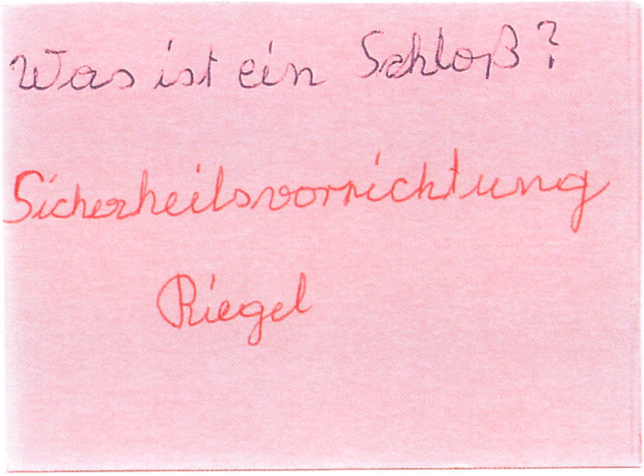

Haben Sie schon einmal ein Schloss besucht?
Welches?

Was rostet nicht?

alte Liebe

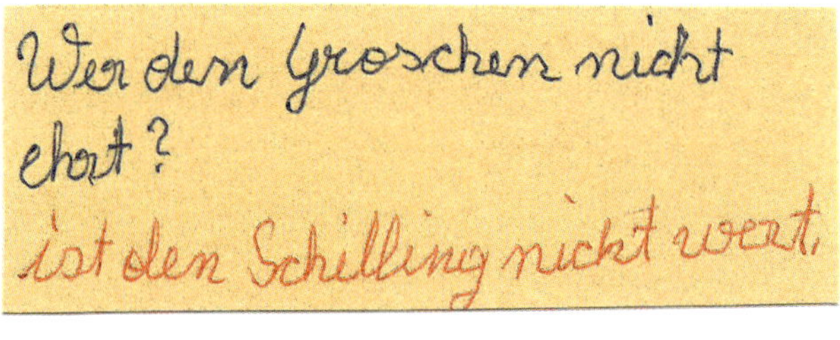

Wer den Groschen nicht ehrt?

ist den Schilling nicht wert.

Welche Sprichwörter kennen Sie noch?

Was hat Gold im Mund?

Morgenstund

Ein Schlingel hat es
faustdick Hinter den?

Ohren

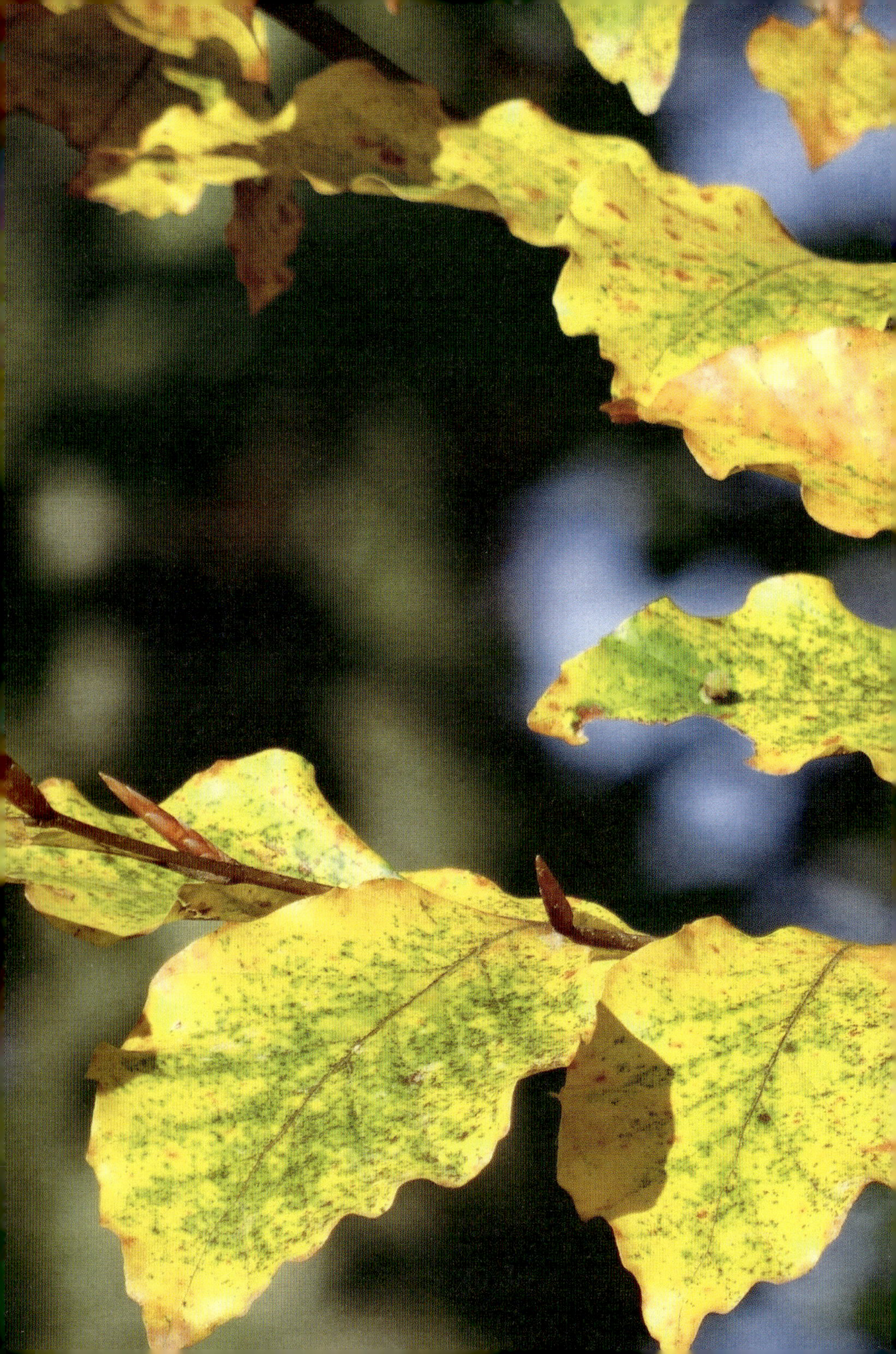

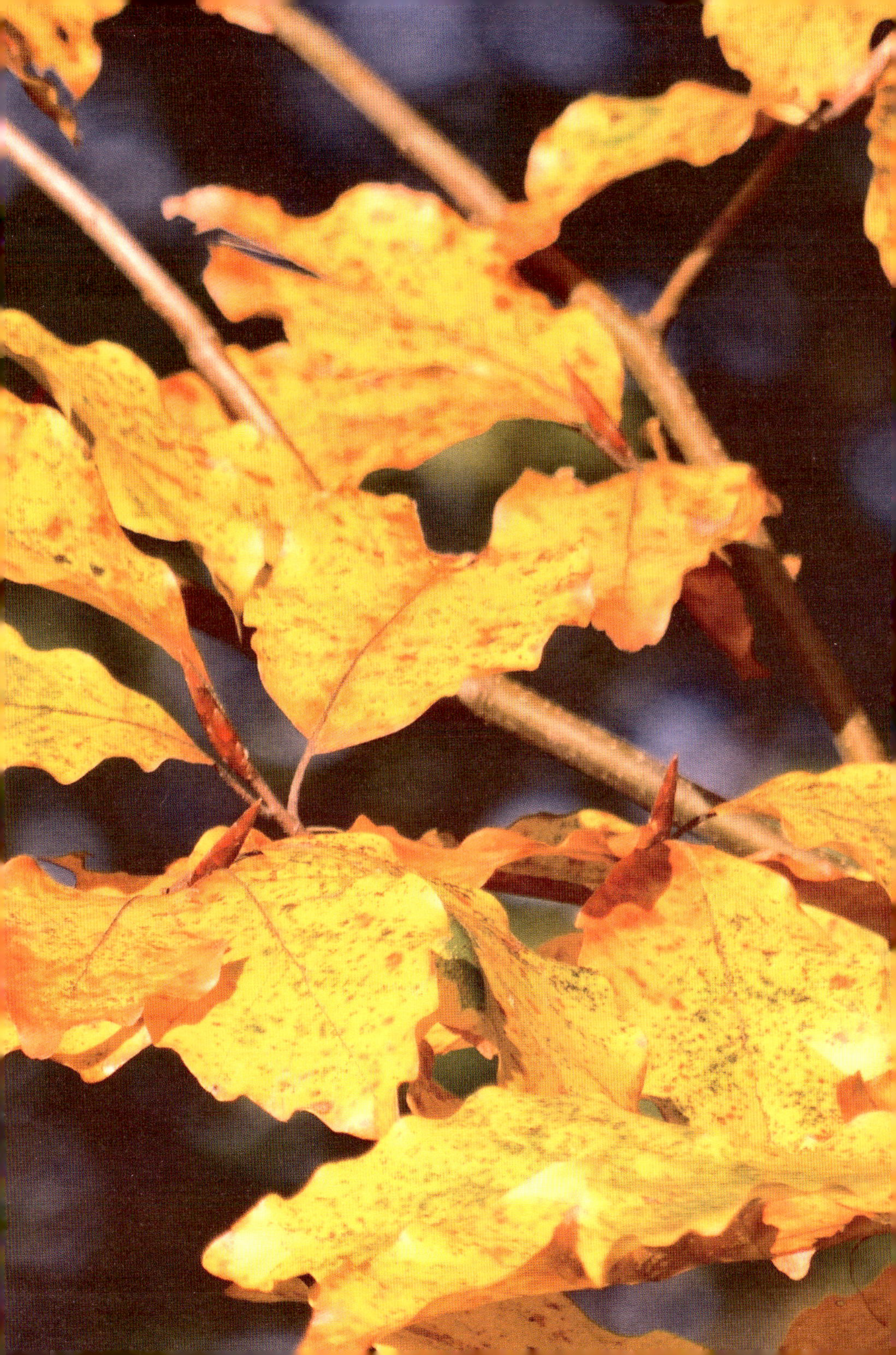

Was benötigt man zum
Haare eindreken?

Lockenwickler

Mitwas befestigt man
die Wäsche an der Lein?

Kluppen

Wie erkennt man, ob jemand Verheiratet ist?

am Ehering

An welcher Hand trägt man den Ehering?

rechts

Der Englische Gruß ist das?

Ave Maria

Was ist ein Hobby?

Gartenarbeit, Stricken, Schifahren, Radfahren Heckeln.

Welches Hobby haben Sie?

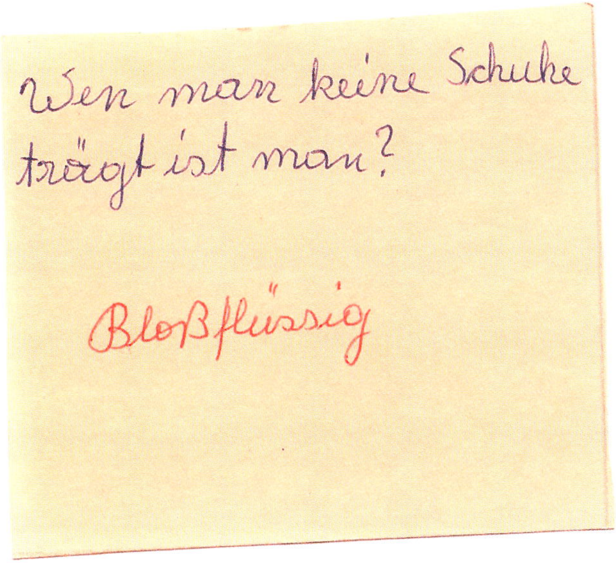

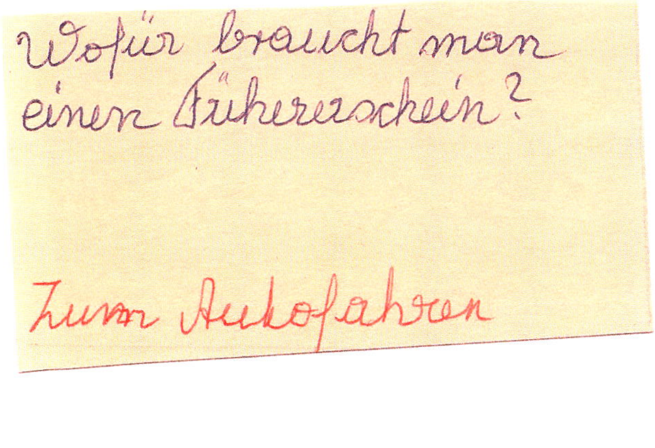

Hatten Sie einen Führerschein?
Welches Auto fuhren Sie?

Lebensspur

Die Lebensspur finden zu wollen,
zeigt die Unzufriedenheit
über die Spur, die das Leben
zog.

Einen Weg gehen
und die Spur betrachten,
ist oft mit dem Schmerz
über das gelebte Leben
verbunden.

Im Vorfeld innehalten, denken;
Und ins noch nicht Gelebte hineinspüren,
setzt mehr Kraft frei, als der gelebten Spur
mit viel Anstrengung
entkommen zu wollen.

Die authentisch gelebte Lebensspur
ist Schutz, Halt und Weg.
Die nicht von Herzen gelebte und geliebte Lebensspur
engt ein,
bindet,
knechtet,
zieht Furchen vom Gemüt bis zum Gesicht.

Lebe dein Leben wie du willst,
wie du tief
im
Innersten
wirklich willst.

Markus Hirtler

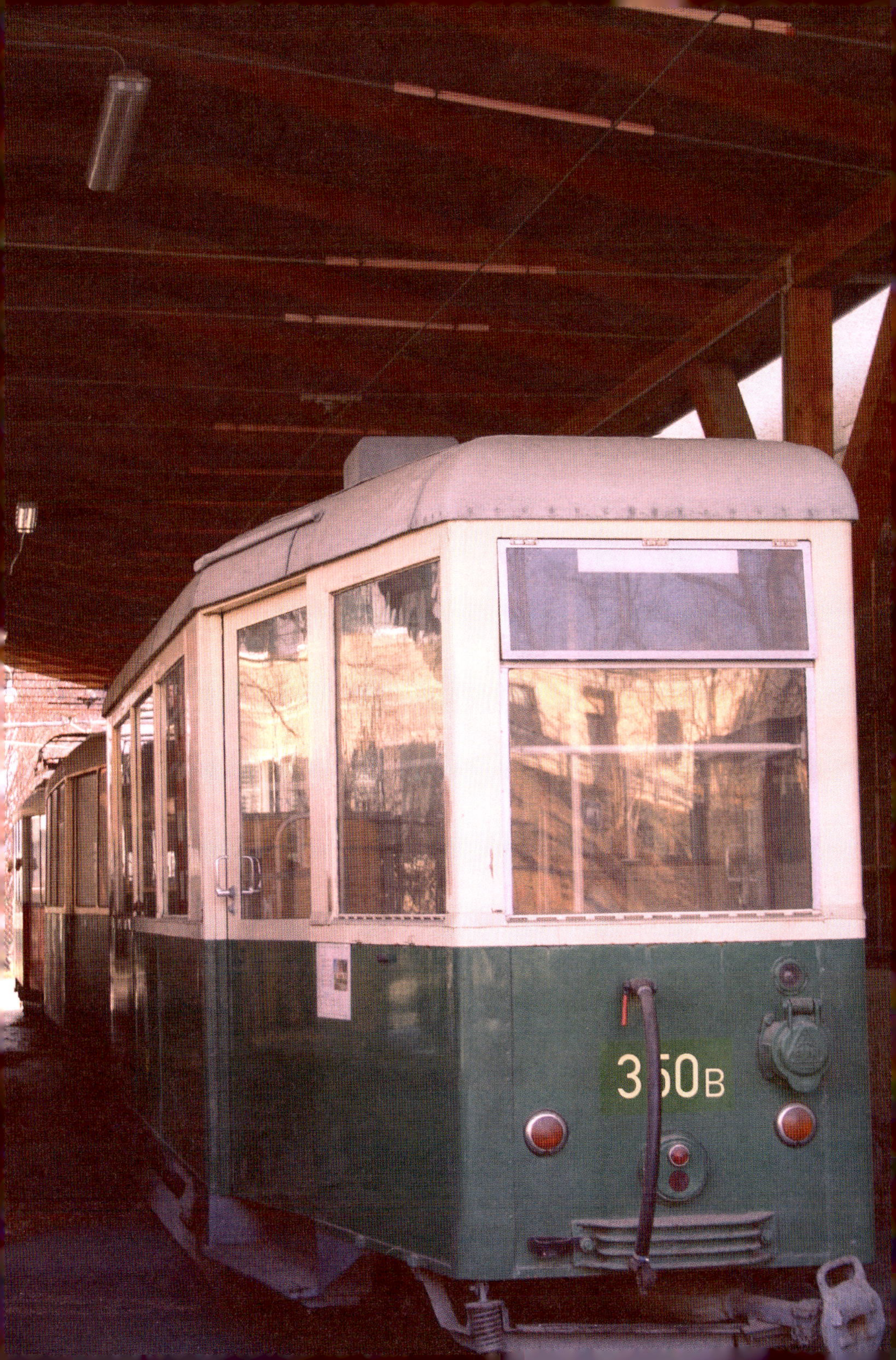
350B

Wie heißt der Begleiter vom Nikolaus?

Krampus

Was ist Lametta?

Christbaumschmuck aus Metallfäden.

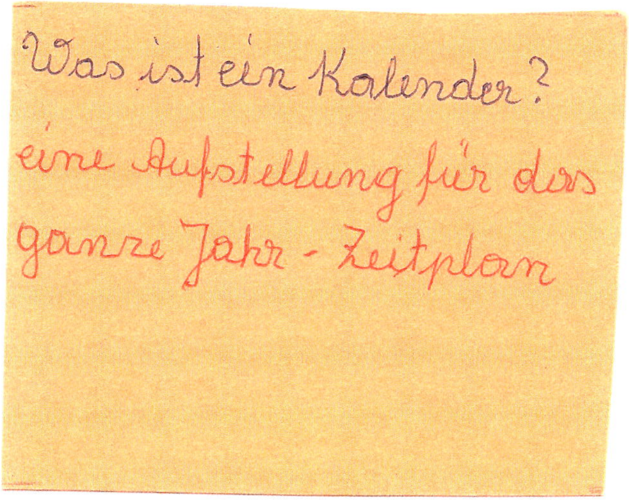
Was ist ein Kalender?
eine Aufstellung für das
ganze Jahr - Zeitplan

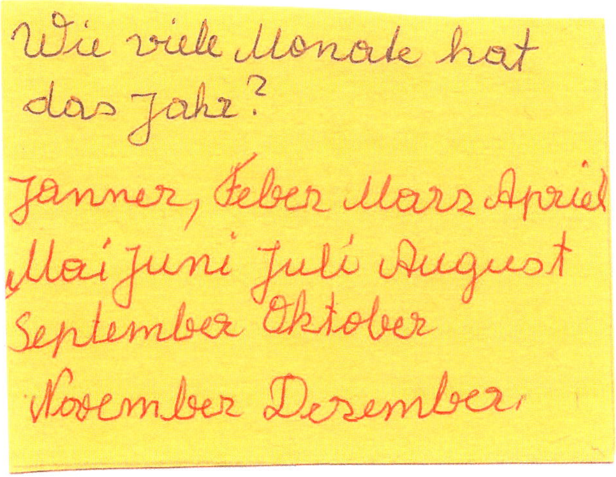
Wie viele Monate hat
das Jahr?
Janner, Feber Marz Apriel
Mai Juni Juli August
September Oktober
November Desember.

In welchem Monat haben Sie Geburtstag?

Wieviele Tage hat der Februar?

28 (29 in einem Schaltjahr)

Wie viele Tage hat ein Schaltjahr

366

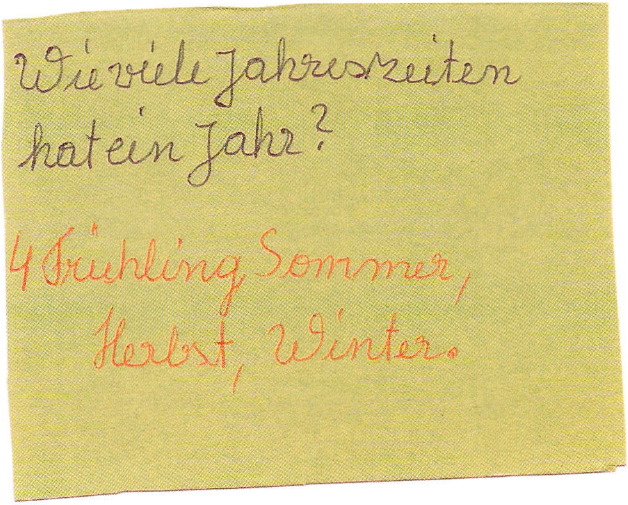
Wie viele Jahreszeiten
hat ein Jahr?
4 Frühling, Sommer,
Herbst, Winter.

Wie nennt man den
Frühling noch?
Lenz

Welche ist Ihre Lieblingsjahreszeit?
Warum?

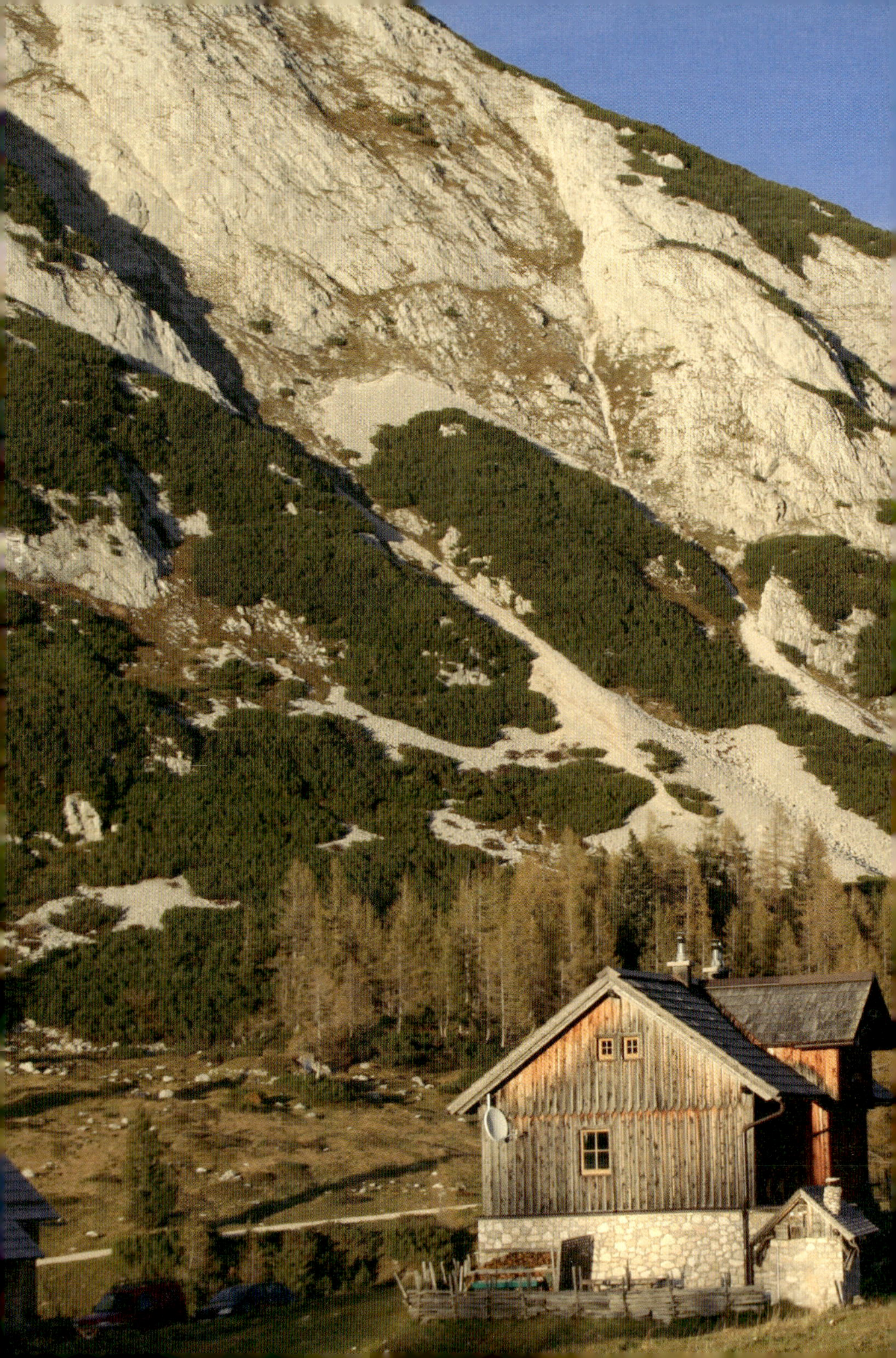

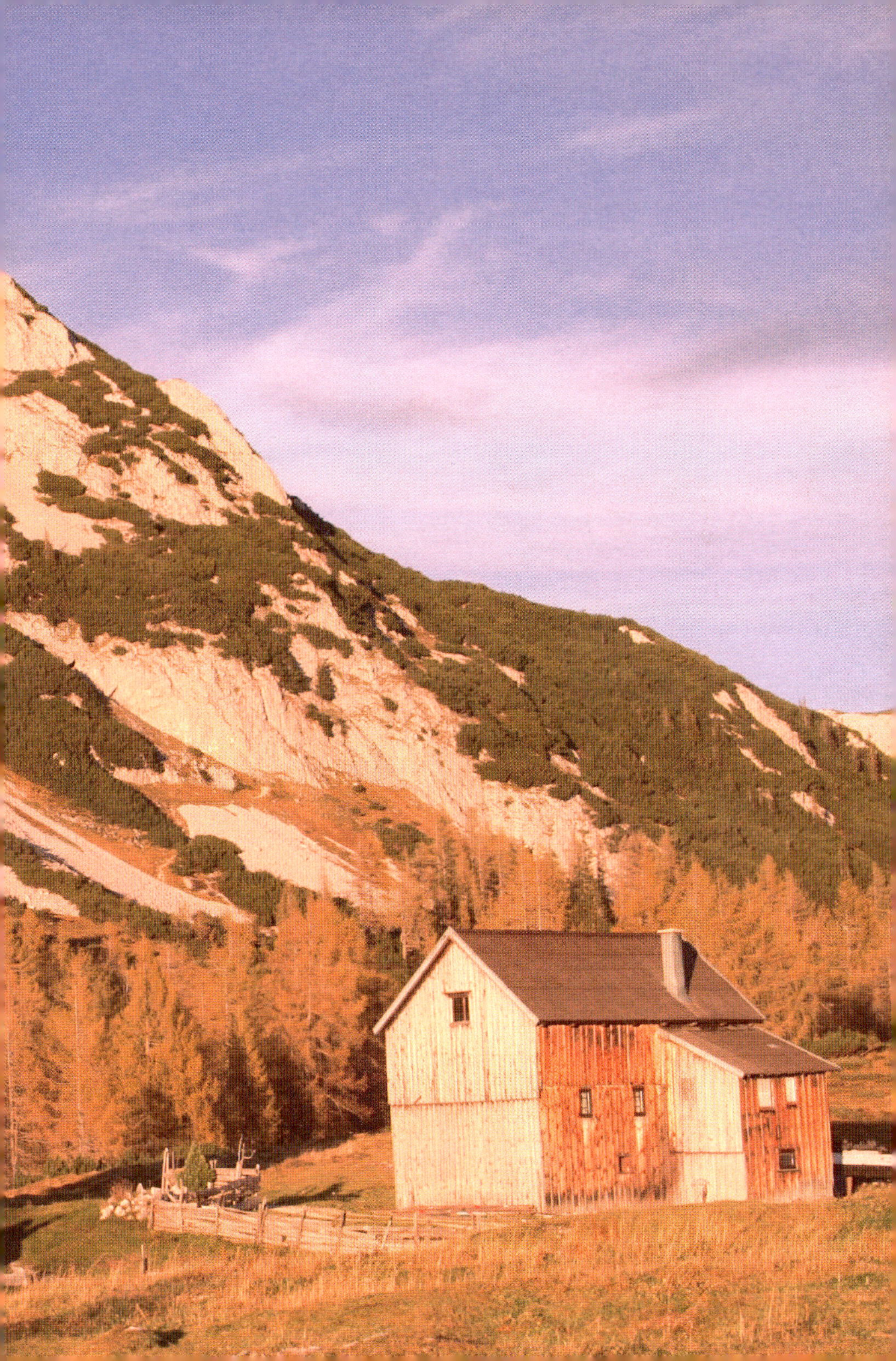

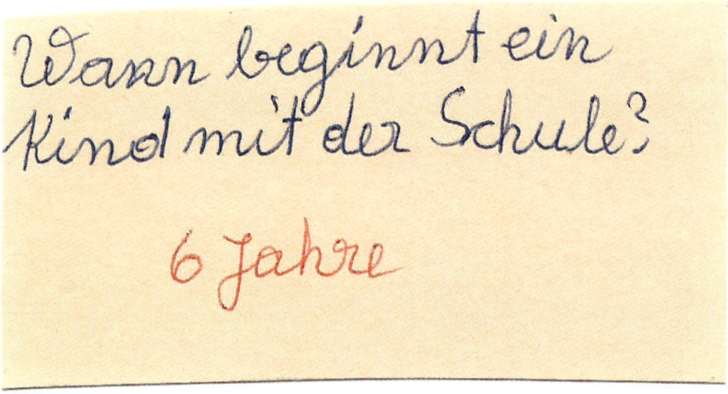

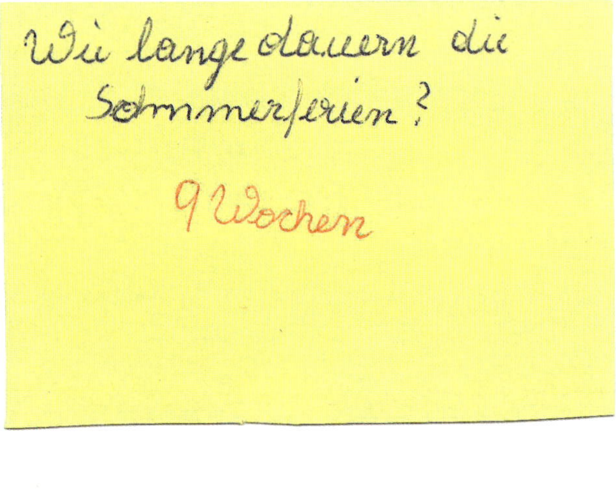

Können Sie sich noch an Ihre Schulzeit erinnern?
Wo verbrachten Sie die Sommerferien?

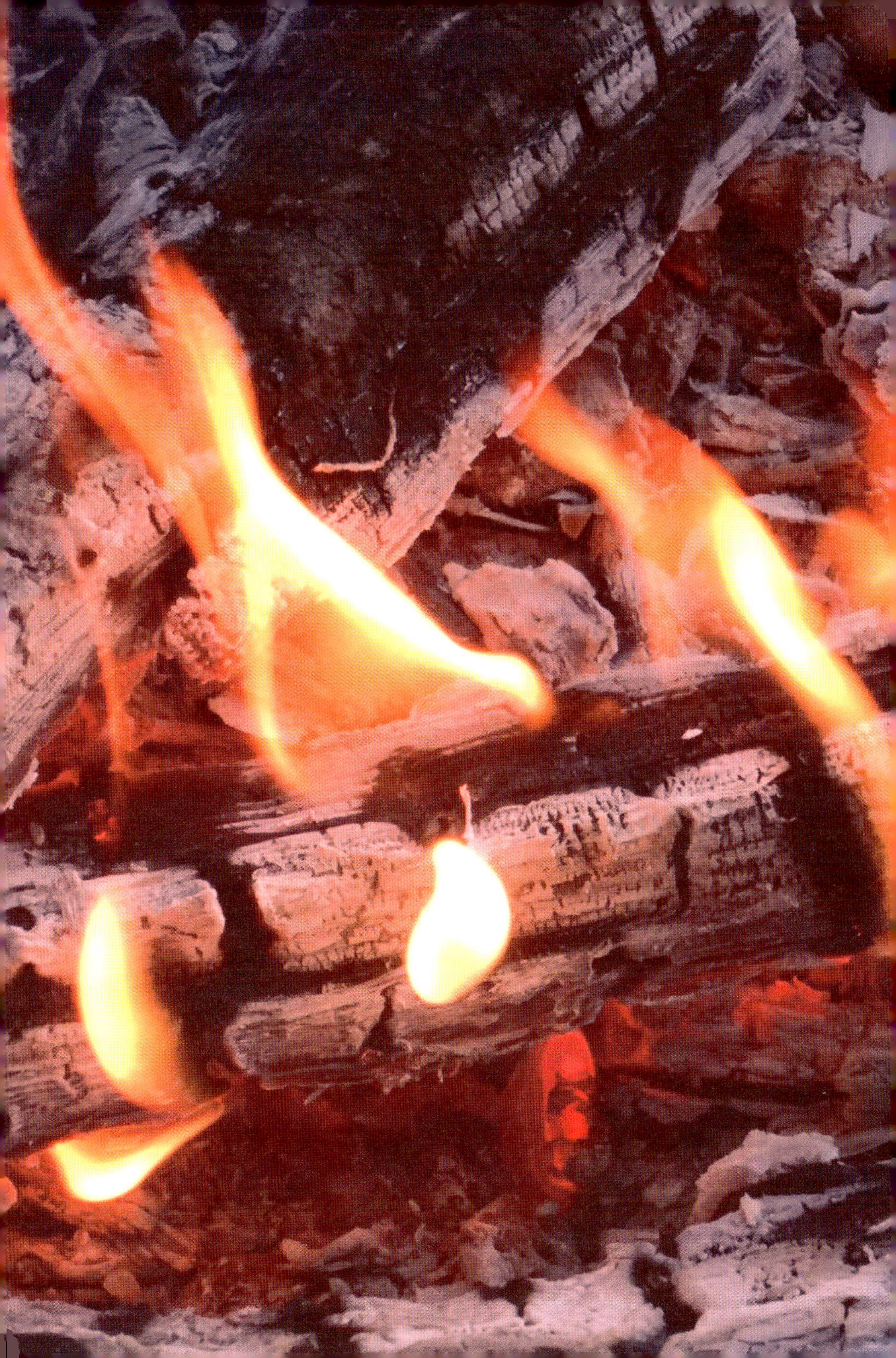

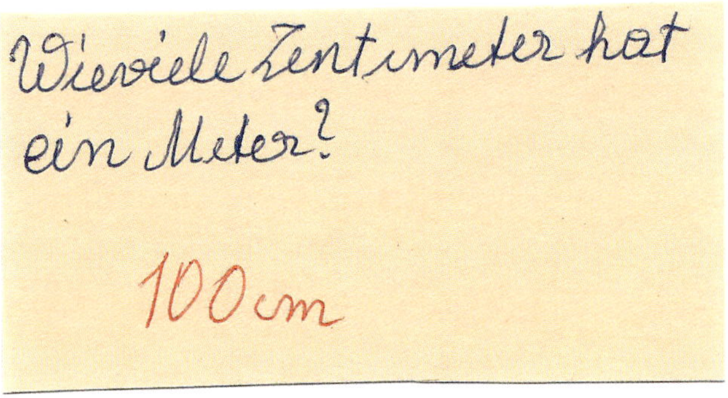
Wieviele Zentimeter hat ein Meter?

100 cm

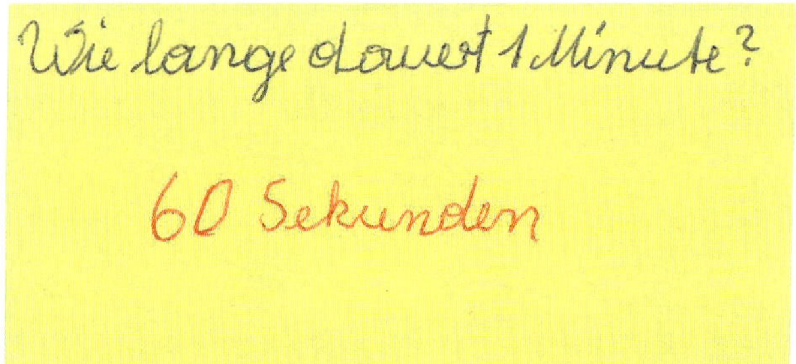
Wie lange dauert 1 Minute?

60 Sekunden

Was ist der Jupiter?

Planet

Wo befindet sich die Milchstraße?

am Himmel

Wie viele Buchstaben hat unser Alphbet?

26

Mit wie vielen Jahren wird die Goldene Hochzeit gefeiert?

50 Jahre

Wie lange dauerde der
1 Weltkrieg

4 Jahre (1914-1918)

Wan ist der Tag der
Arbeit?

1. Mai

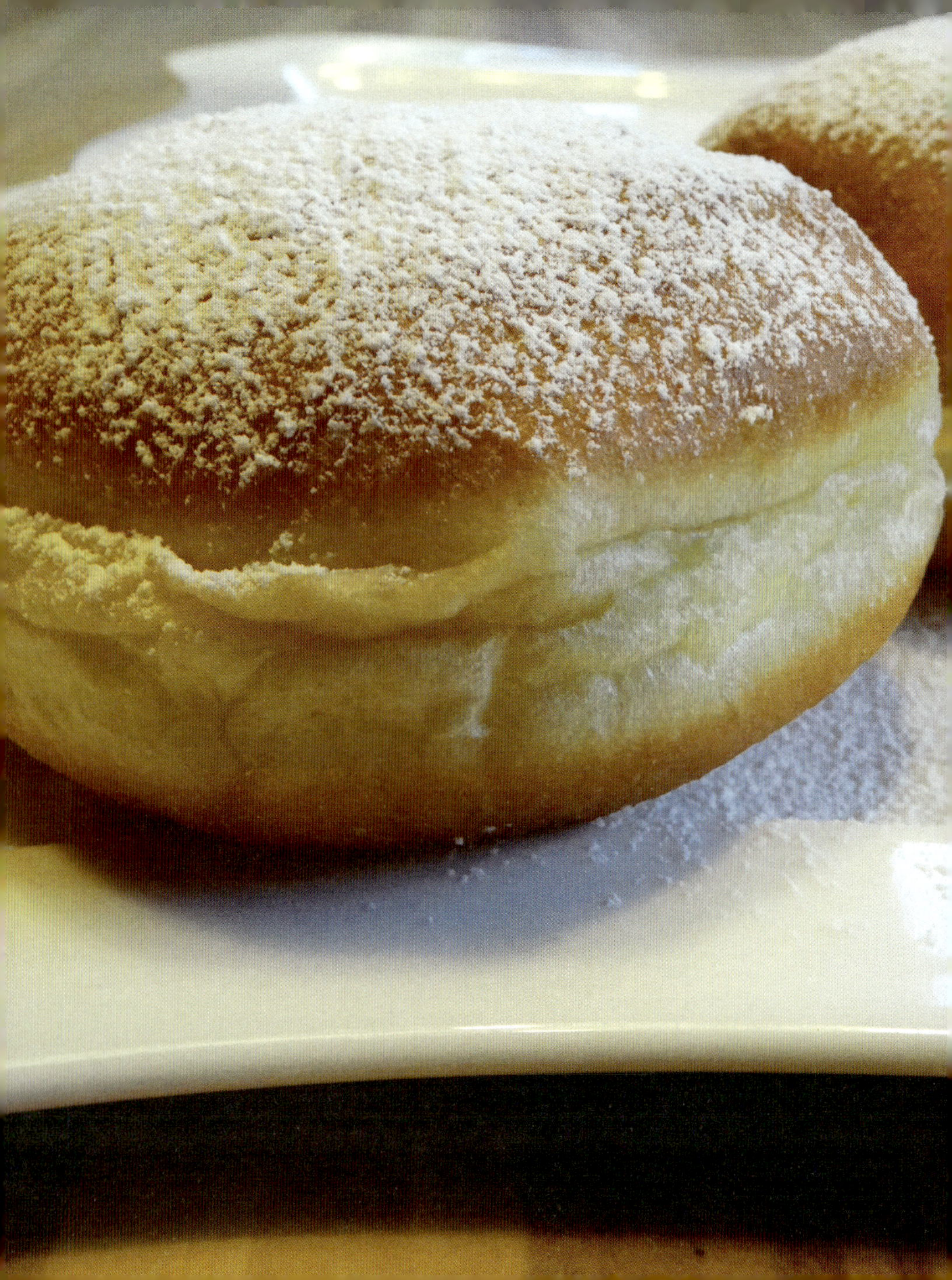

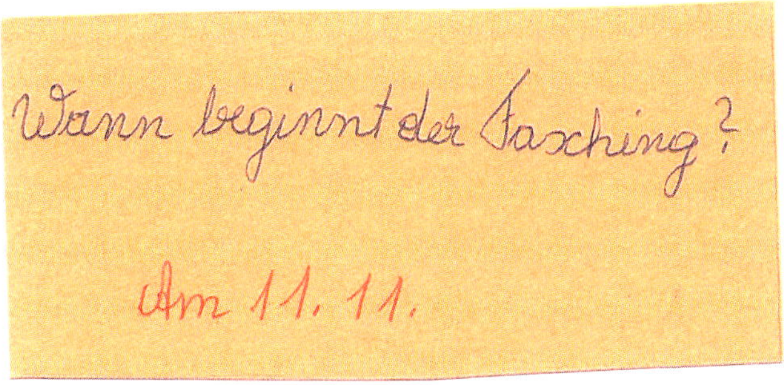

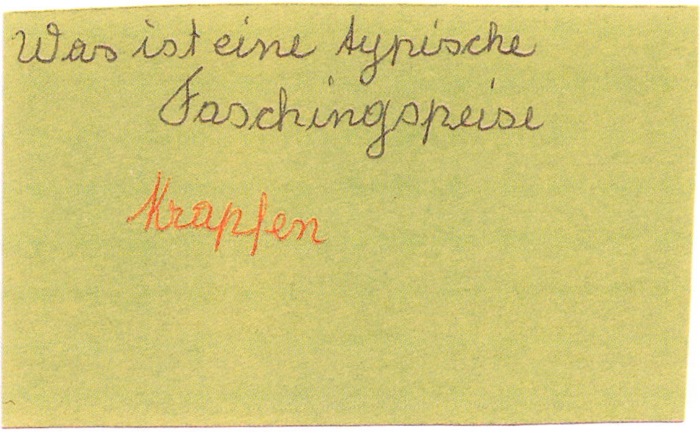

Haben Sie sich gerne im Fasching verkleidet?
Als was?

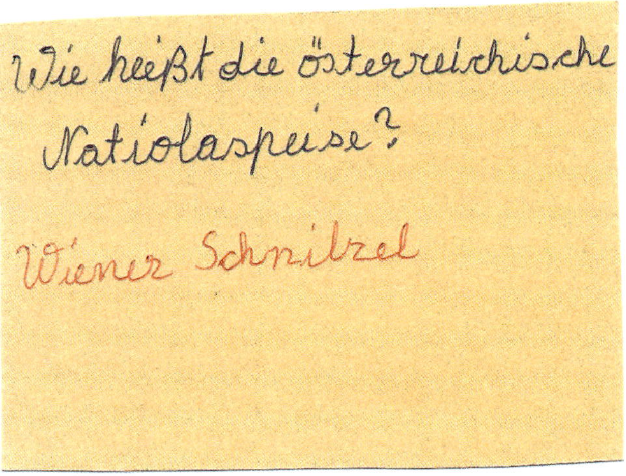

Wie heißt die österreichische Natiolaspeise?

Wiener Schnitzel

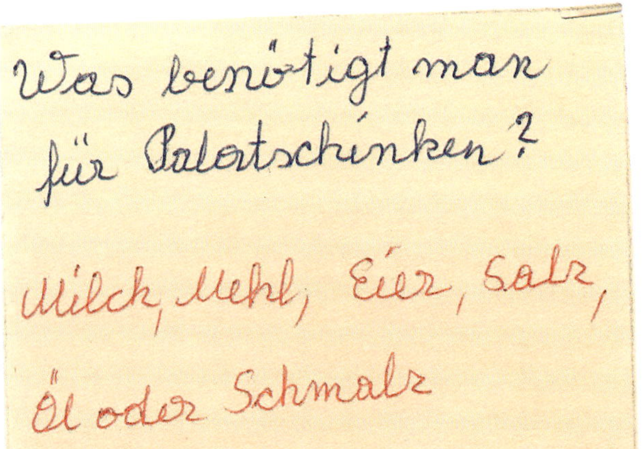

Was benötigt man für Palatschinken?

Milch, Mehl, Eier, Salz, Öl oder Schmalz

Was ist Ihre Lieblingsspeise?
Warum?

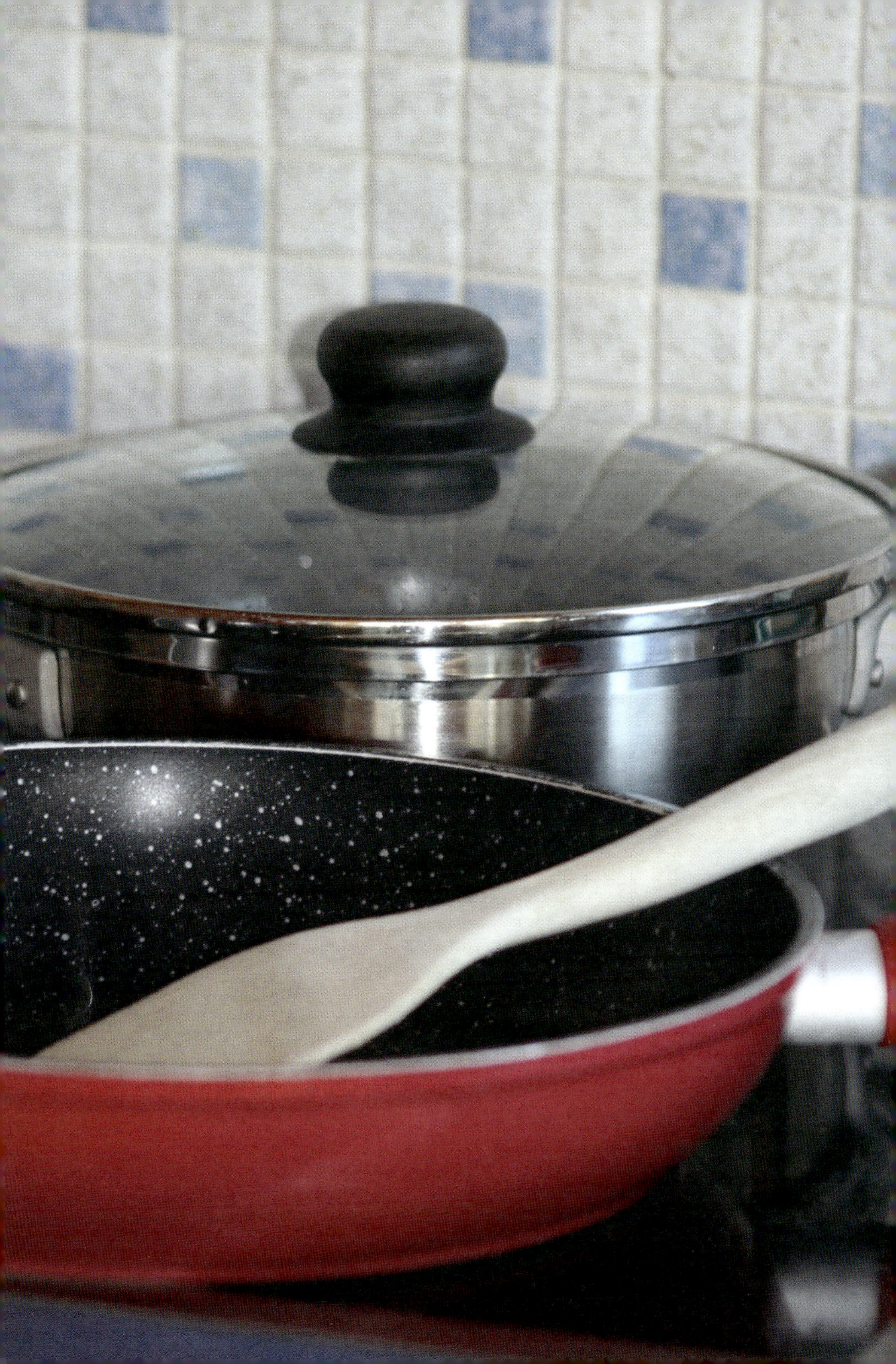

Wie sieht eine Banane aus?

länglich gebogen und gelb

Was für eine Farbe hat Zucker

weiß und braun (Rohzucker

ICH

WÜRDE gerne

SELBST ständig bleiben, die

WÜRDE meines gelebten Lebens geachtet wissen

SELBST Verantwortung tragen für mein Leben, ich

WÜRDE gerne liebevolle Unterstützung beim Durchleben meiner Biographie haben

MIT Verantwortung an meiner Umgebung tragen dürfen, mich

SELBST verwirklichen dürfen

WÜRDE gerne

ICH

Dr. med. Alexis Matzawrakos

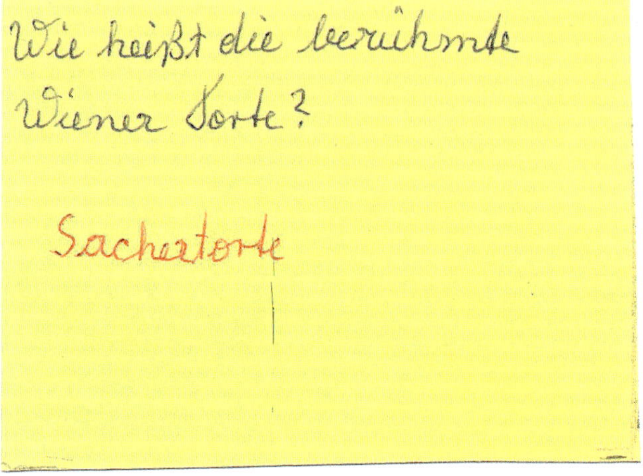
Wie heißt die berühmte Wiener Torte?

Sachertorte

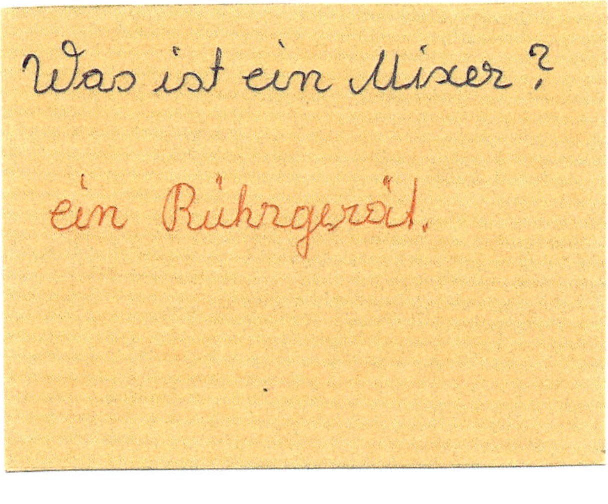
Was ist ein Mixer?

ein Rührgerät.

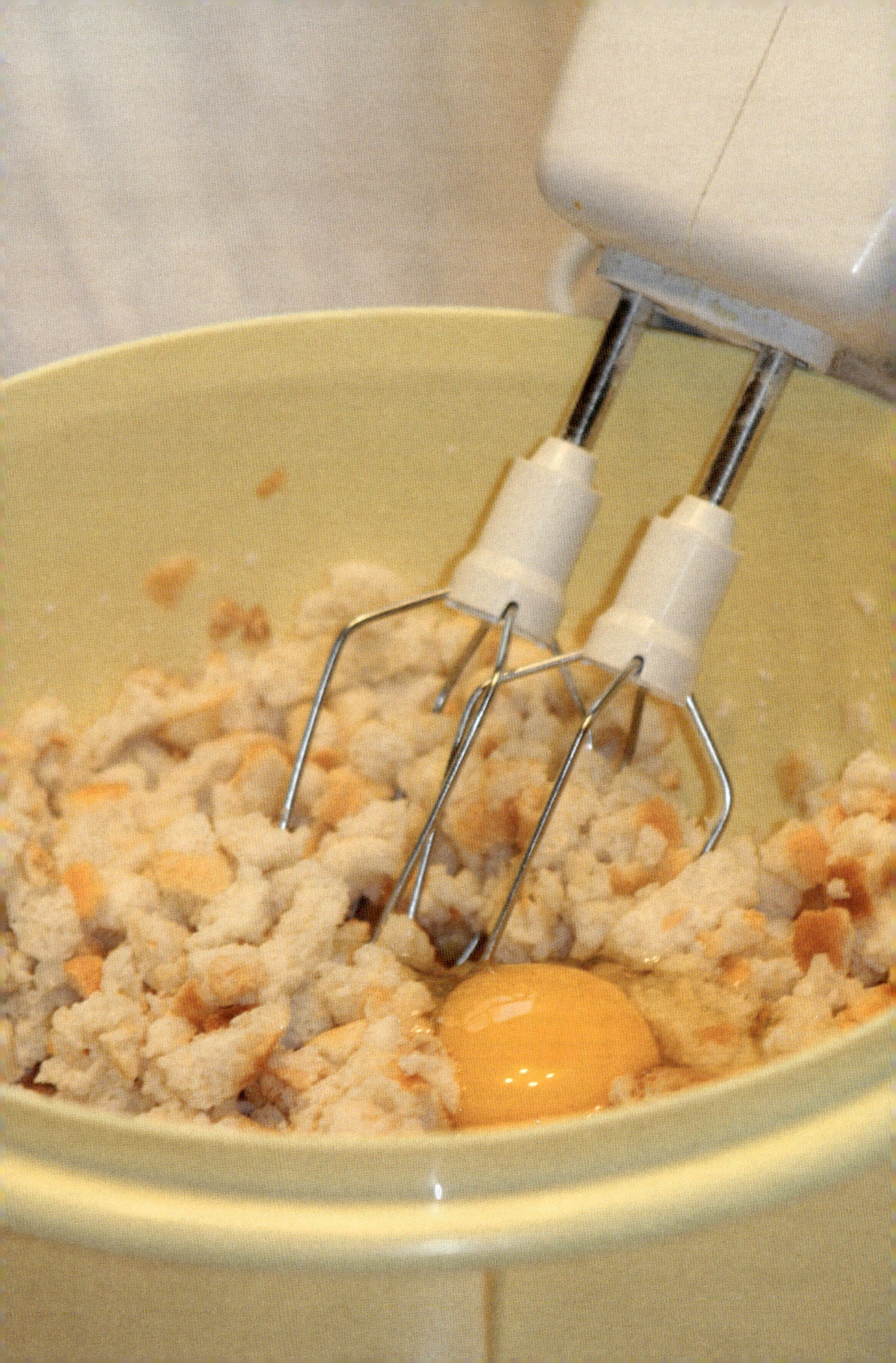

Erledigt.

Vier Kerzenhalter,
erledigt.

Küchenrolle, Brot, Milch,
erledigt.

Kernöl,
nicht erledigt.

Bankwege
erledigt.

Statutenänderung Verein,
erledigt.

Zeit für Ruhe,
nicht erledigt.

Grübeln, Sorgen wälzen,
erledigt.

Loslassen, Leben gestalten,
nicht erledigt.

Erledigungen erledigen,
nicht erledigt.

Erledigungen erledigen mich.

Erledigt!

Markus Hirtler

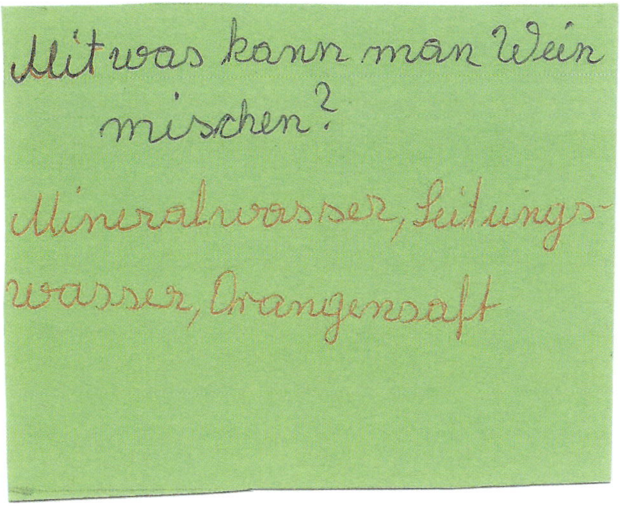

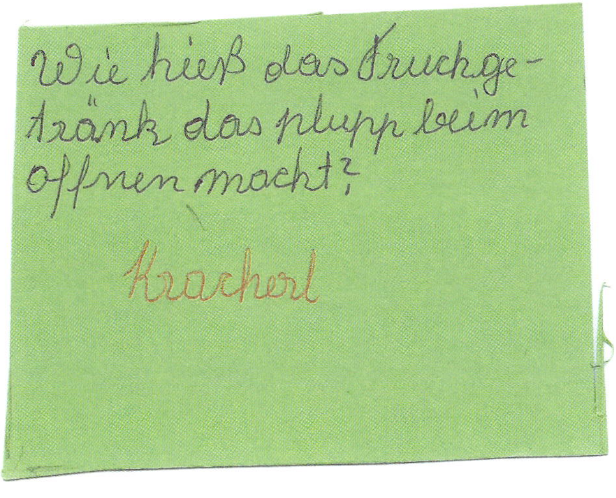

Was ist Ihr Lieblingsgetränk?
Warum?

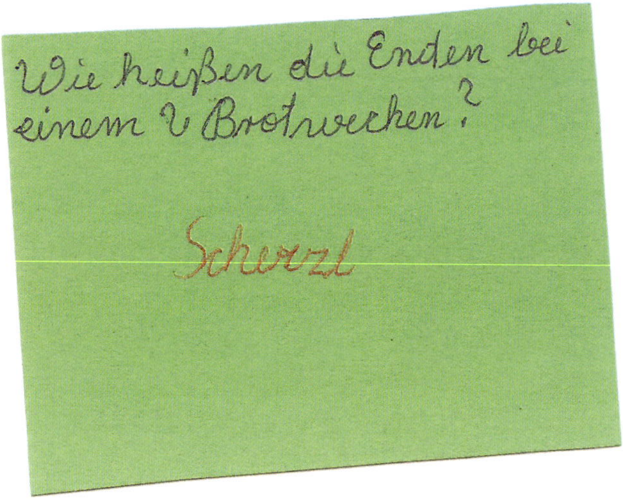
Wie heißen die Enden bei einem Brotwecken?

Scherzl

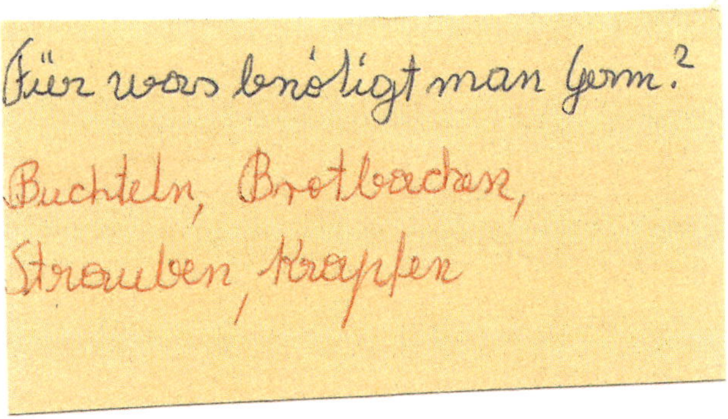
Für was bnötigt man Germ?

Buchteln, Brotbacken, Strauben, Krapfen

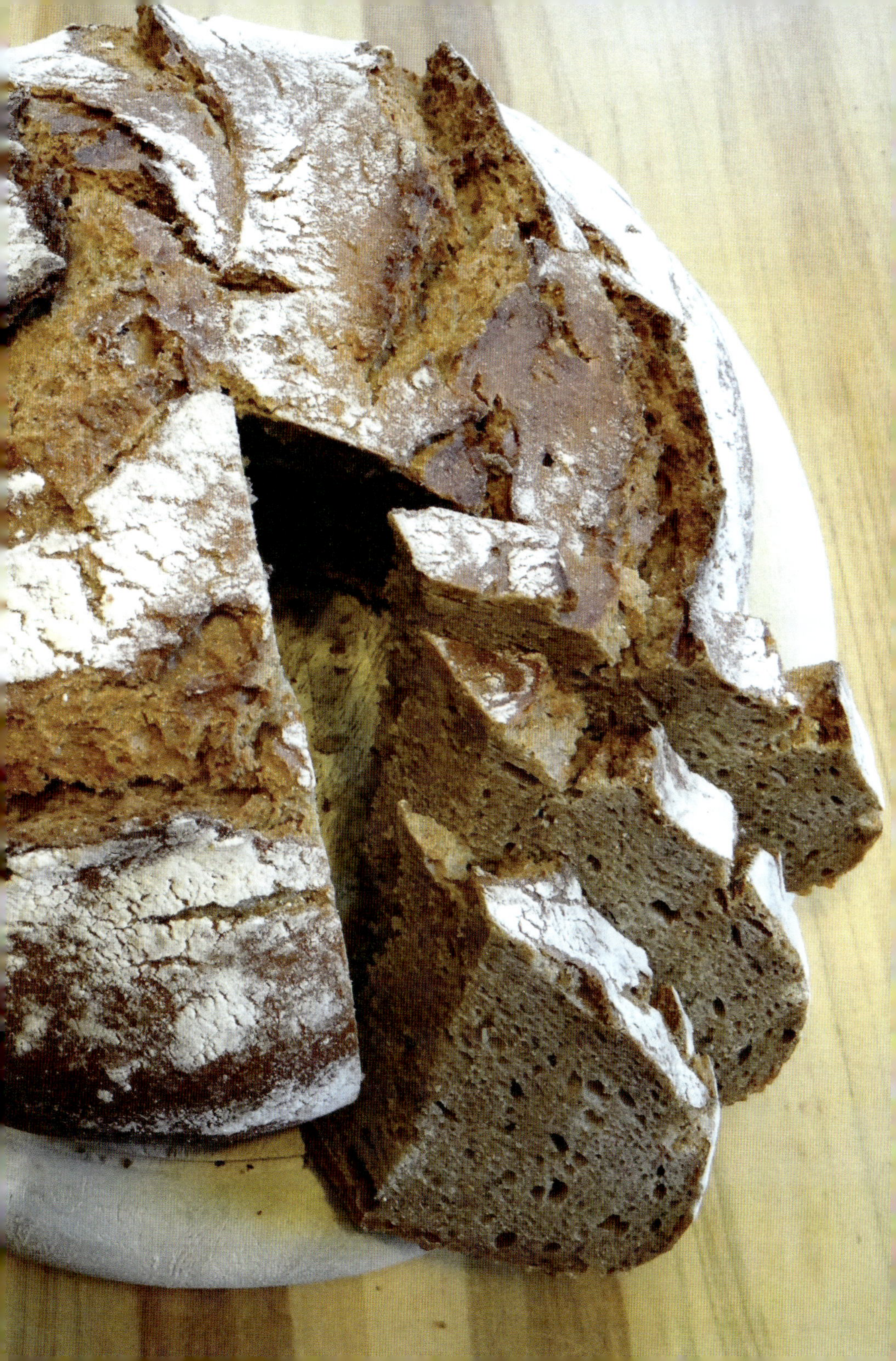

Was ist eine Jause?

Zwischenmahlzeit

Wie nennt man einen Menschen der nur pflanzliche Kost zu sich nimmt?

Vegatarir

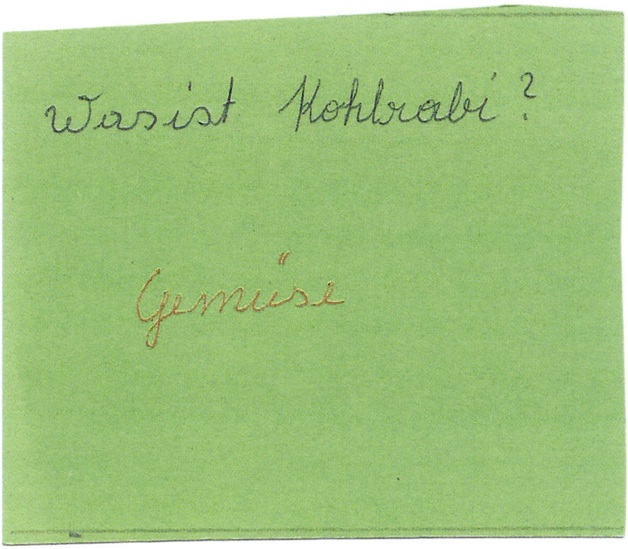

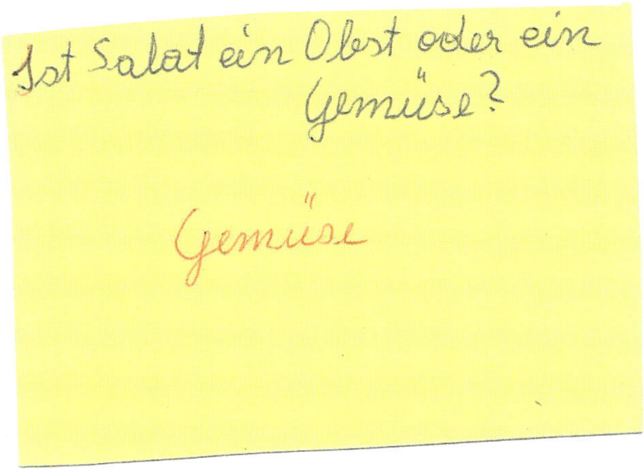

Essen Sie gerne Gemüse?
Welches?

Welche Farbe hat eine
Karotte?

Orang

Was ist eine Gurke?

eine heimische
köstliche Gartenfrucht

Welche Salate gibt es?

Vogerlsalat, Kartoffelsalat
Entdiviensalt, Krauthäupel
Tomatensalat,

Was ist eine Schalotte?

ein Zwiebelgewächs

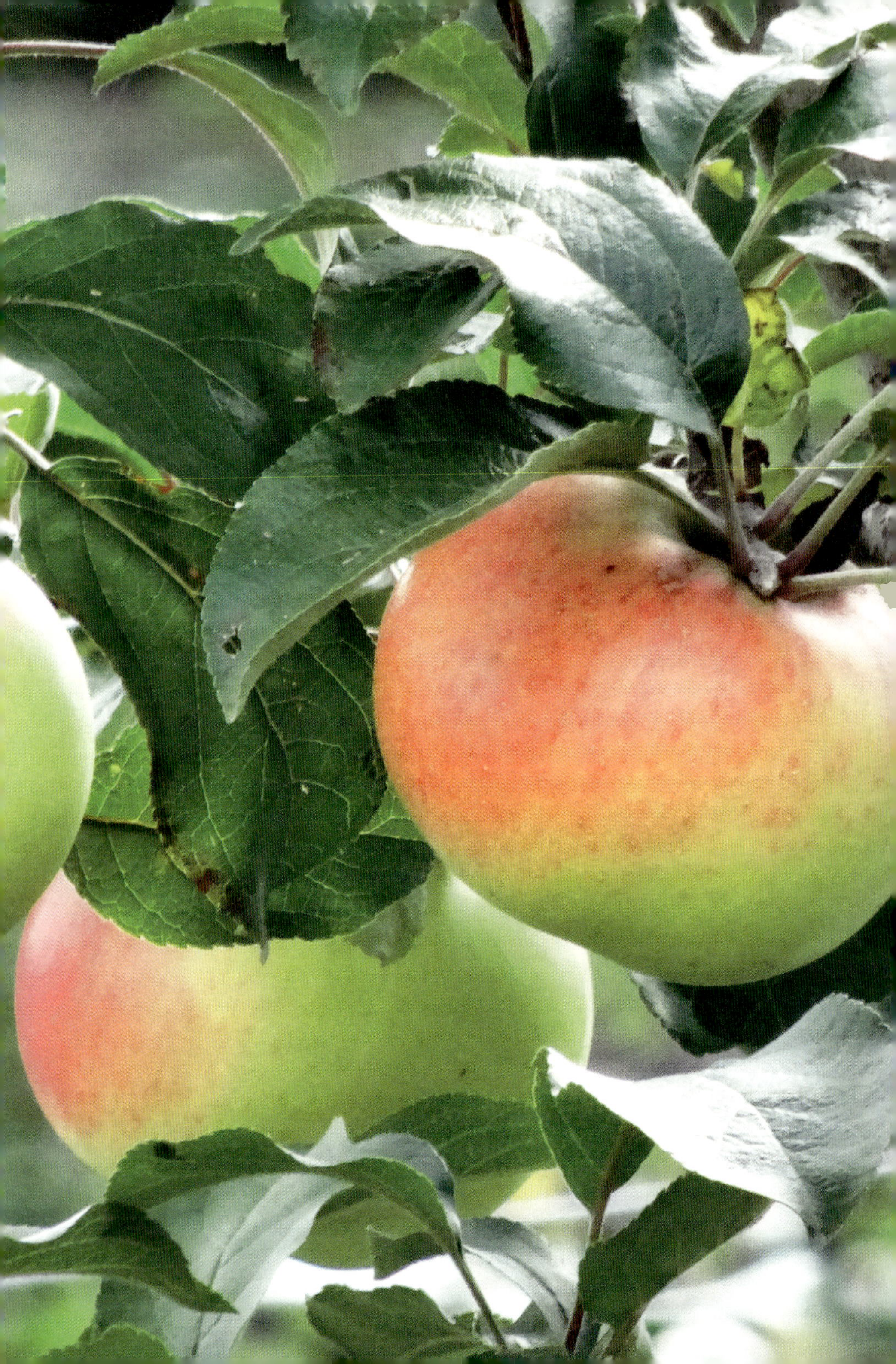

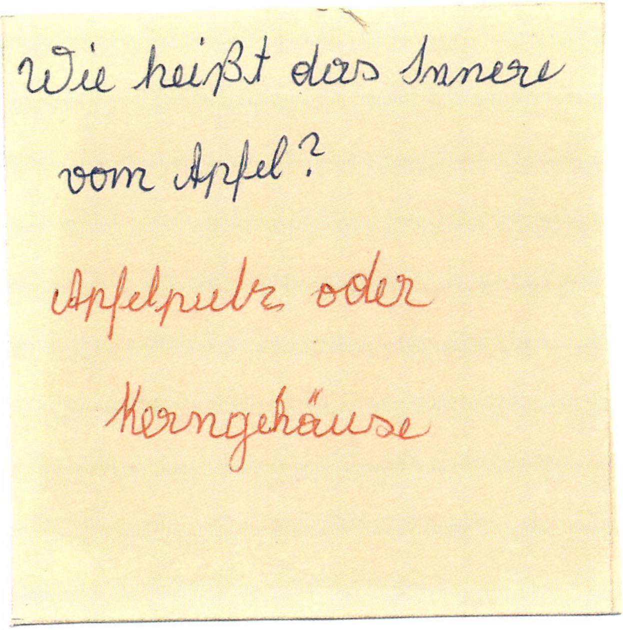
Wie heißt das Innere vom Apfel?

Apfelputz oder Kerngehäuse

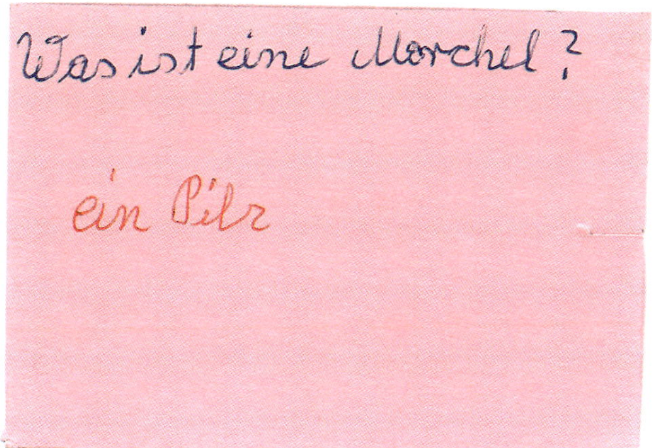
Was ist eine Morchel?

ein Pilz

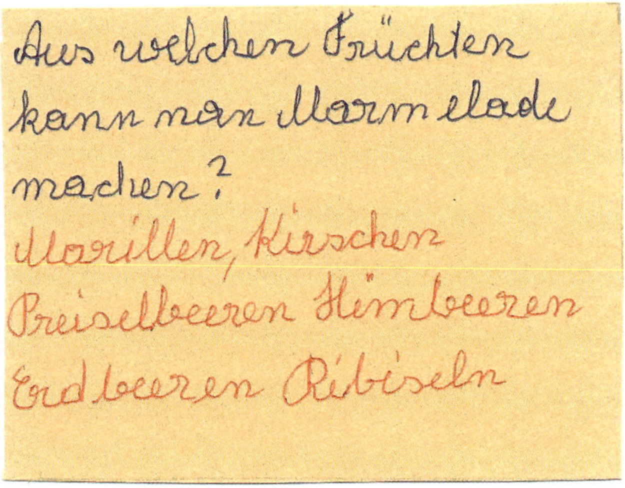
Aus welchen Früchten
kann man Marmelade
machen?
Marillen, Kirschen
Preiselbeeren Himbeeren
Erdbeeren Ribiseln

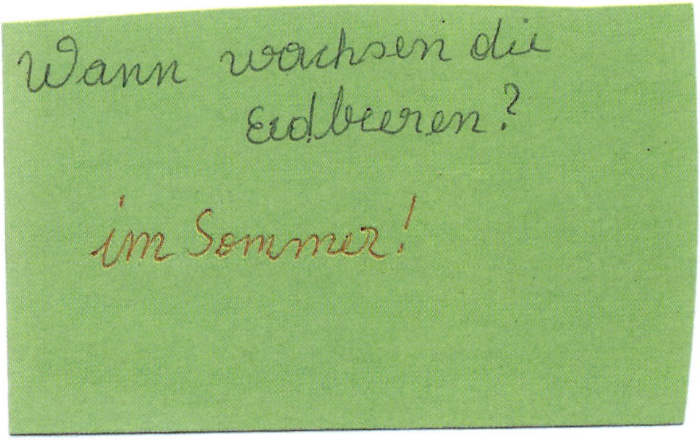
Wann wachsen die
Erdbeeren?
im Sommer!

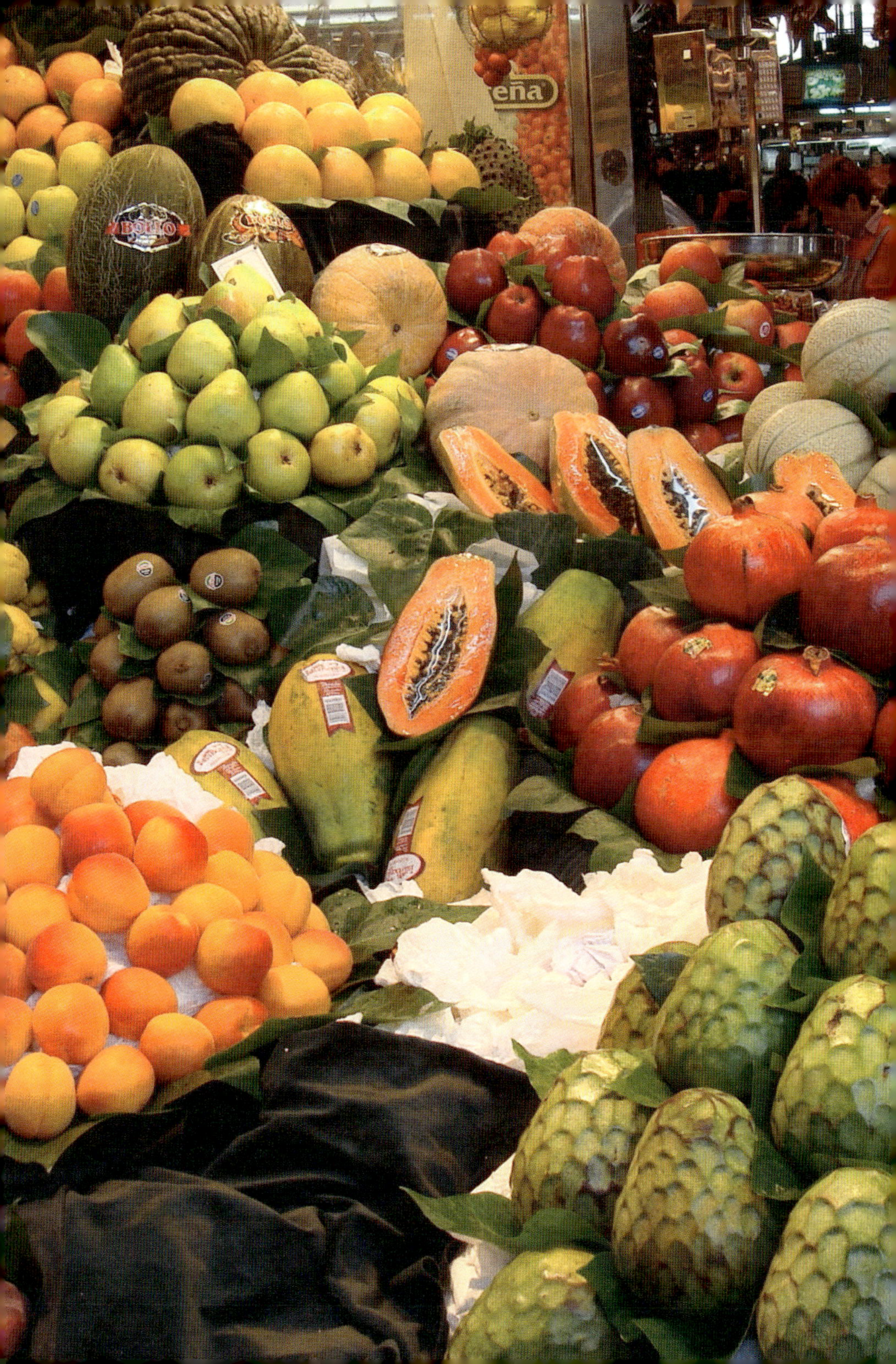
BOLLO

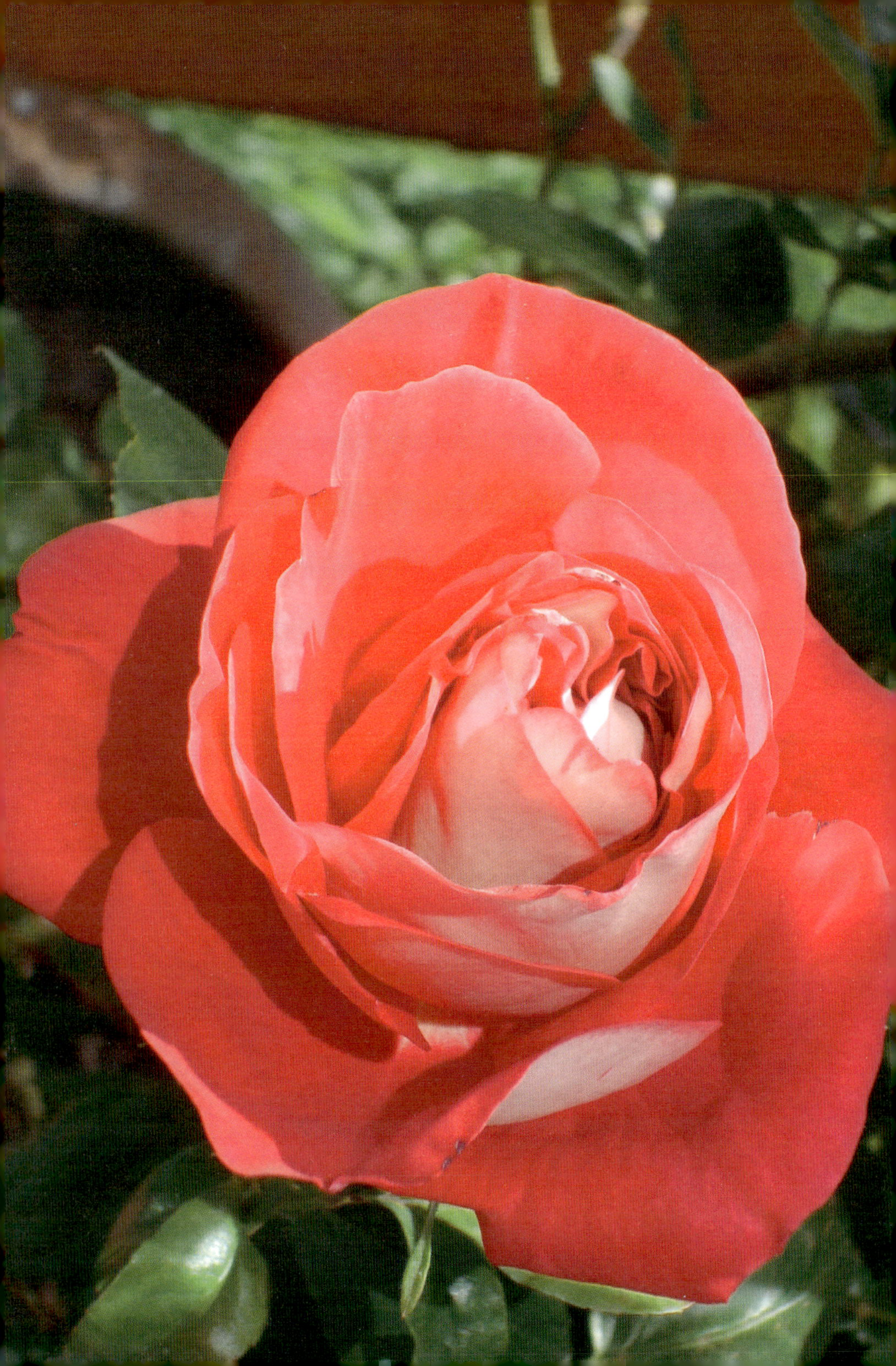

Welche Blumen in der Sommerwiese kennen sie?

Glockenblume, Vergissmein-
nicht, rote Nelke, Magarite
gelber Hahnenfuß

Welche Farbe hat ein
Veilchen?

lila

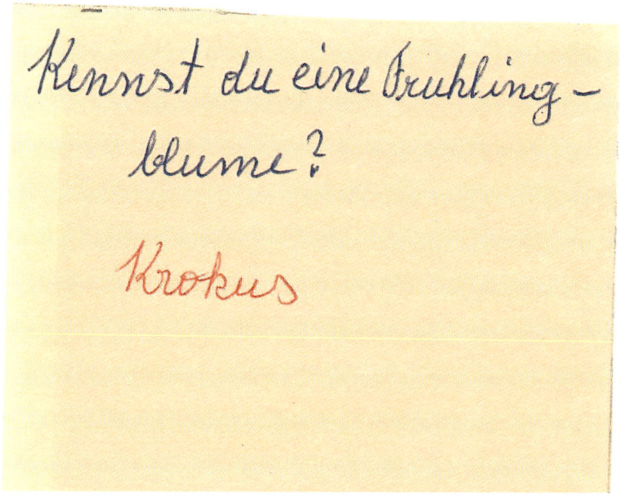

Kennst du eine Fruhling-
blume?

Krokus

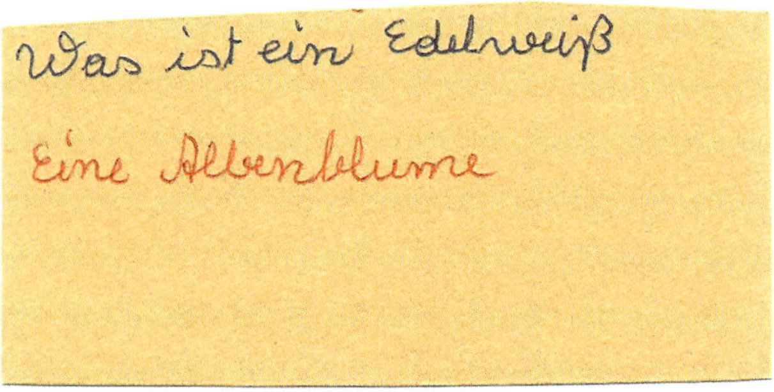

Was ist ein Edelweiß

Eine Albenblume

Was ist Ihre Lieblingsblume?
Wie sieht diese aus?

Was sind Tagetes?

Zierpflanzen mit gelben
bis orange Farbe

Was ist Lavendel?

wohlriechender Strauch
Öl für Parfüm und
Waschmittel

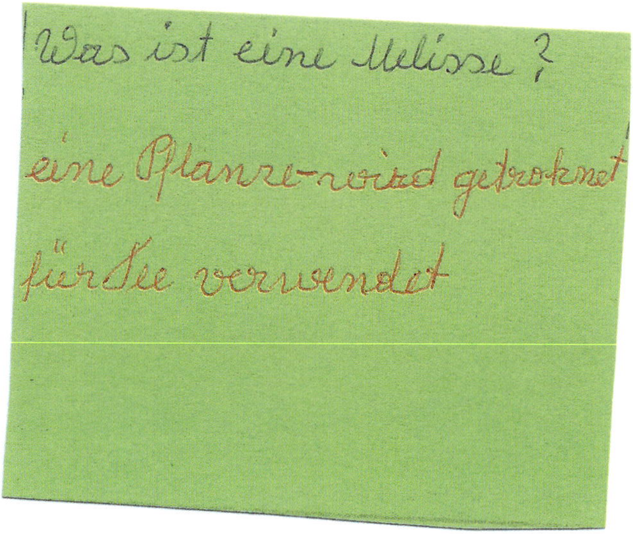
Was ist eine Melisse?

eine Pflanze-wird getroknet

für Tee verwendet

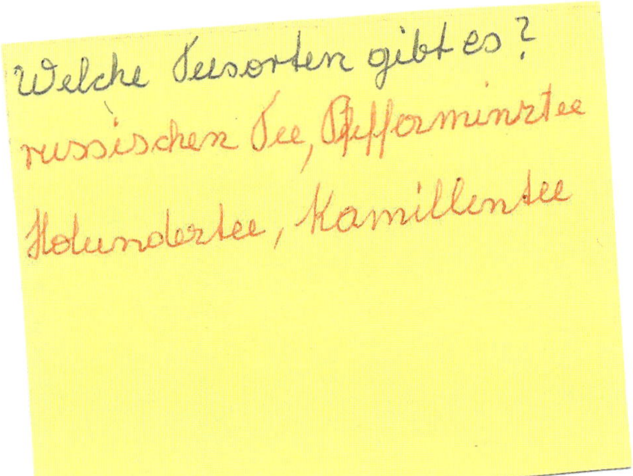
Welche Teesorten gibt es?

russischen Tee, Pfefferminztee

Holundertee, Kamillentee

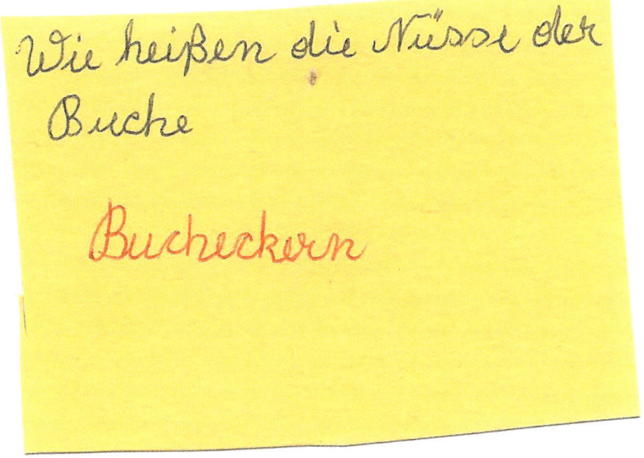
Wie heißen die Nüsse der Buche

Bucheckern

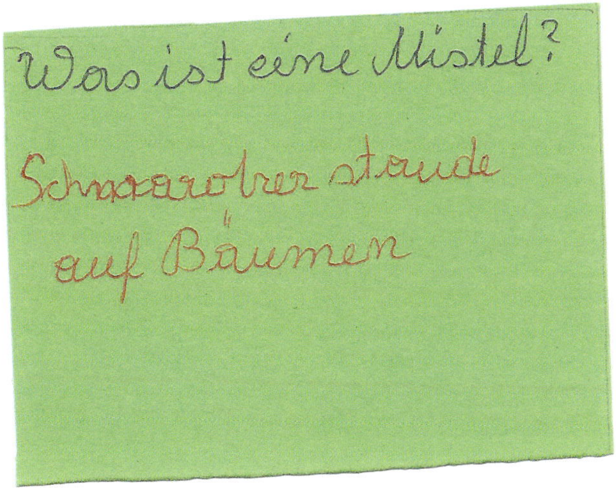
Was ist eine Mistel?

Schmarotzer staude auf Bäumen

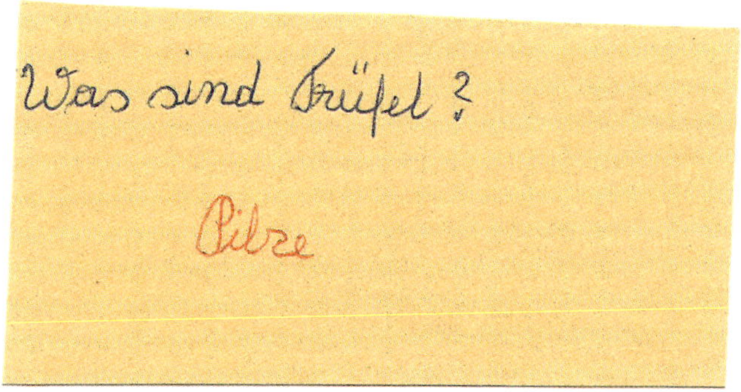
Was sind Trüfel?

Pilze

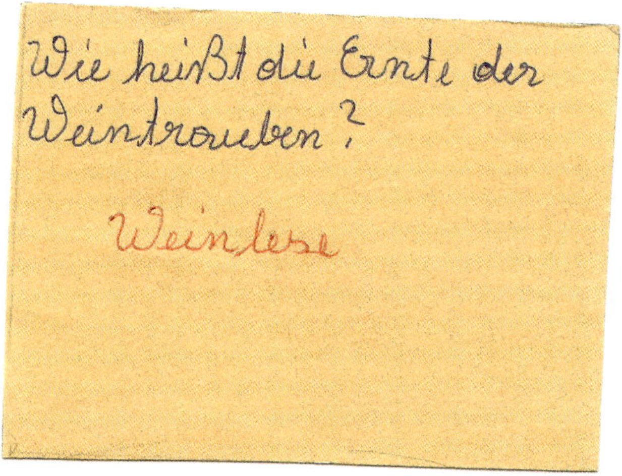
Wie heißt die Ernte der Weintrauben?

Weinlese

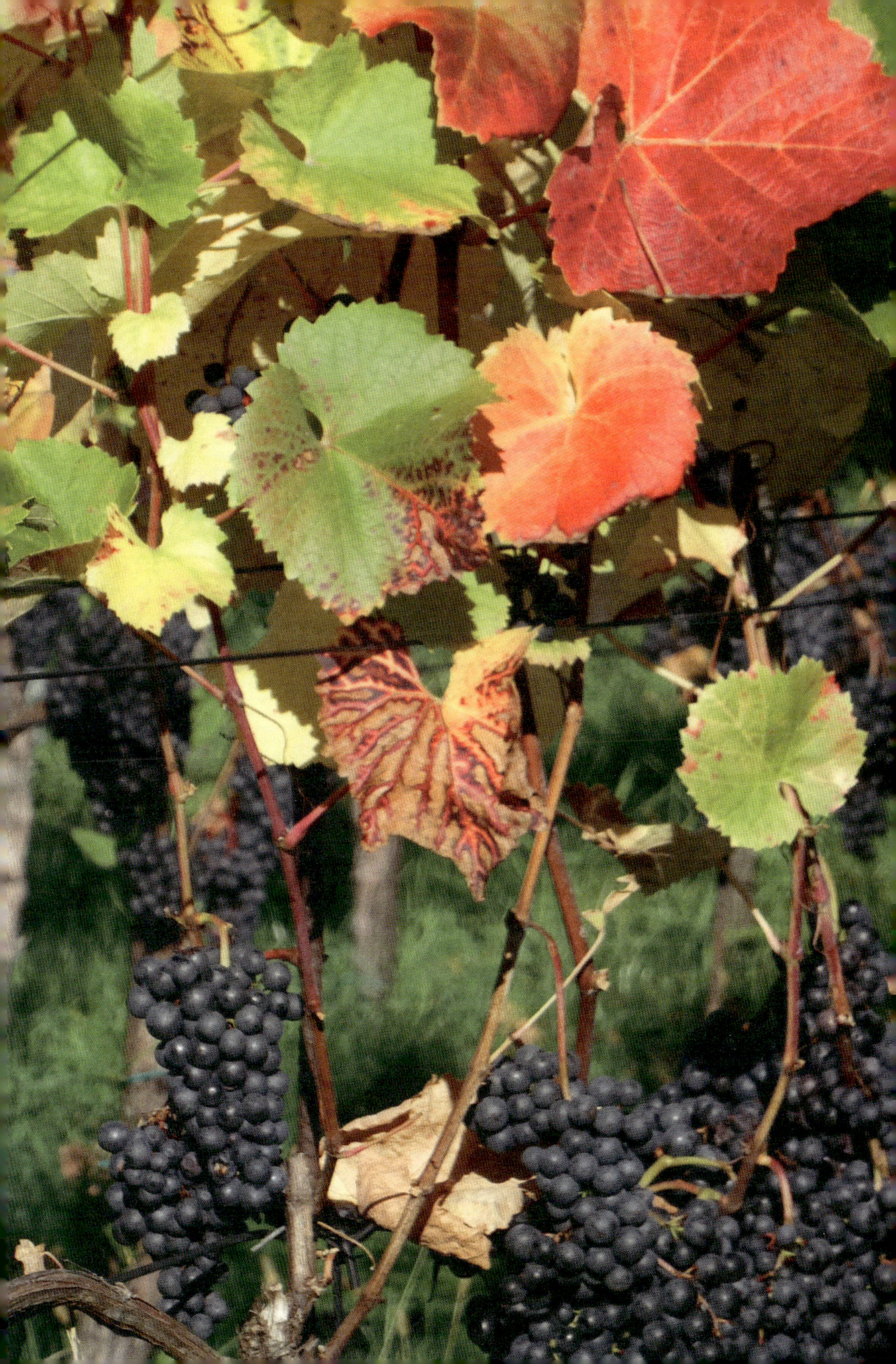

Was wird in einer
Brauerei hergestellt?

Bier!

Wozu wird vor allen
Anika Schnaps angewendet

Desienfekzion

Was ist Heuschnupfen?

allergische Krankheit-

Überempfindlichkeit

gegen Pollen

Was ist eine Migrené?

Konfschmerzen

Übelkeit und

Erbrechen.

Was ist Keuchhusten?

Infektionskrankheit von Kinder mit krampfhaften Husten

Was ist ein Hitzschlag?

bewustloses Zusammenfallen und Krämpfe

Was ist Wiederbelung?

Künstliche Beatmung + Herzmassag!

Was ist ein Aderlaß?

Blutentziehung aus Ader

Was ist ein Kaiserschnitt

Operative Entbindung

Was ist ein Klumpfuß?

Missbildung der Füße

Was ist Ischias

Erkrankung der Hüftnerven

Wo befindet sich eine Zahnprothese?

im Mund

Was ist ein Mitesser?

Gesichtspikel

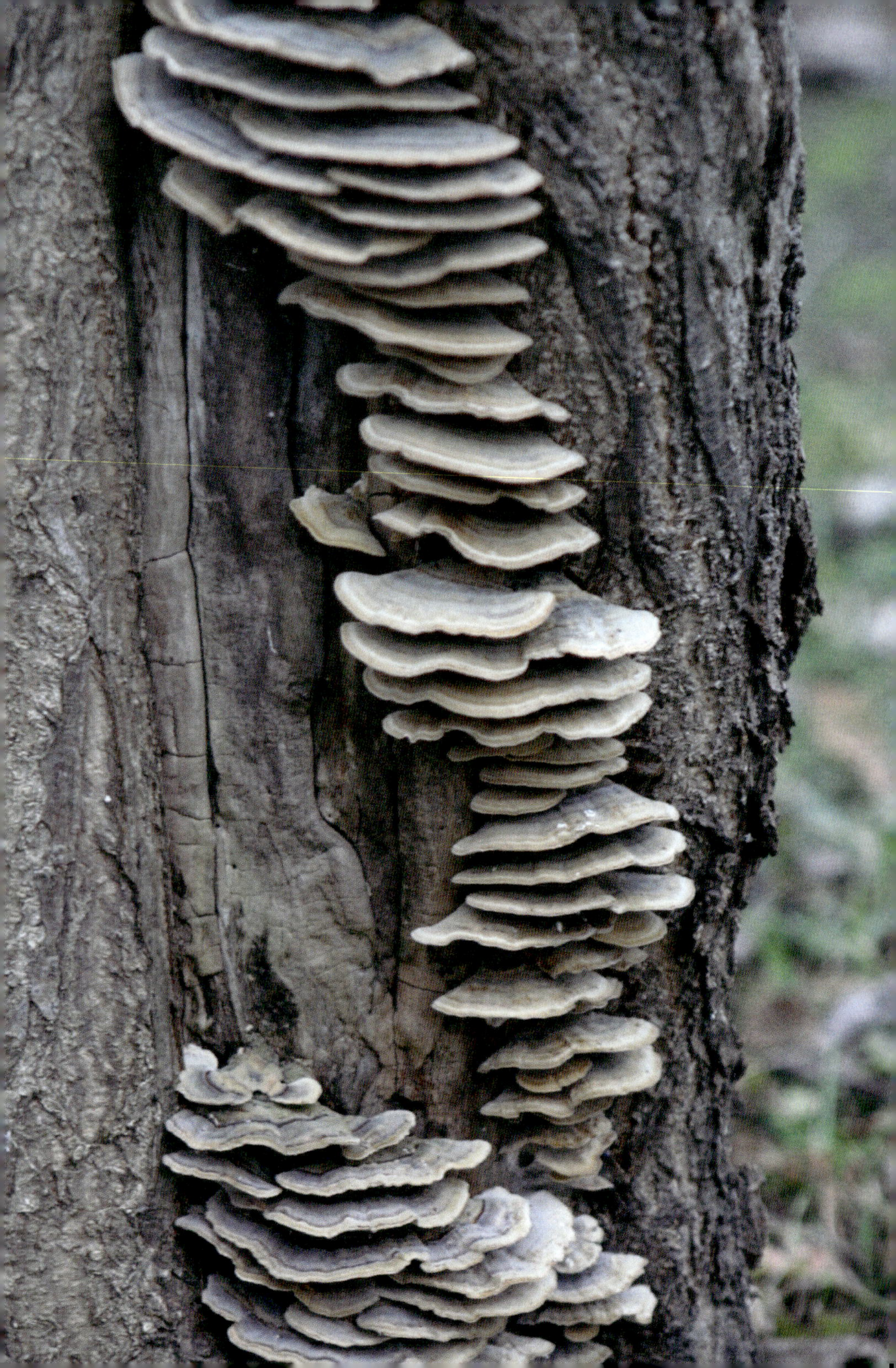

Ich komme, um Fr. W. zu einem Spaziergang
abzuholen;
sie ist sehr traurig und sagt, dass sie nicht
mitkommen kann, weil sie auf ihren Mann wartet.
Ich bin einen Moment ratlos –
Herr W. ist vor Jahren gestorben …

Dann begreife ich – Fr. W. ist traurig,
weil ihr Mann nie mehr kommen wird.

Ich spreche sie darauf an, sie fängt an zu weinen …
Und dann zeigt sie mir das Zimmer ihres Mannes,
seinen Schreibtisch, seine Bücher …

Wir sind beide traurig
– auch mein Mann lebt seit Jahren nicht mehr –
aber die erlebte Gemeinsamkeit ist auch tröstlich.
In all ihrer Verlorenheit ist Fr. W. ganz klar und vieles,
das ich nicht verstehe, ist auch mir klar.
Erklärungen sind überflüssig.

Dr. Ingrid Staubmann

Was braucht man zum hören?

die Ohren

Was braucht man zum Sehen?

die Augen eine Brille

Wie viele Finger hat ein Mensch?

10 Finger

Wie heißen die 5 Finger

Daumen
Zeigefinger
Mittelfinger
Ringfinger
kleine Finger

GEDANKEN

Es war ein großer Schock, mit meiner Frau gemeinsam zu erfahren, dass sie an Alzheimer erkrankt ist.
Nach einer tränenreichen Zeit begann ich mich mit der Realität auseinanderzusetzen.

Fragen über Fragen – wie gehe ich mit den Schwierigkeiten um, ohne weh zu tun, wie zeige ich meine Gefühle, wie vermittle ich Optimismus, Trost und Beistand – alles das hat mich ständig beschäftigt.

Daneben habe ich auch darum gerungen, die eigene Persönlichkeit und die Bedürfnisse nicht untergehen zu lassen.

Mit eigener Kraft und von außen habe ich in dieser Zeitspanne viel erfahren und gelernt.
Ich habe in meinem Leben neue Wertigkeiten aufgestellt und warf alles Unwichtige über Bord.

Was blieb, waren nur Werte, die das eigentliche Leben ausmachen, und dabei gewann ich auch für mich viel Positives an Gefühlen, Zuwendungen und Erfahrungen.

Mit dem Fortschreiten der Krankheit werden Gedanken und Gefühle intensiver, und die Fragen über den Sinn des Lebens beschäftigen mich öfter.
Um das Wohlbefinden für meine Frau und für mich zu erhalten, müssen Entscheidungen getroffen werden.
In den Stunden des Zusammenseins erlebe ich viel Glück und Traurigkeit …

Dipl.-Ing. Franz Brünner
Angehöriger

Was sind die Milchzähne

die ersten Zähne

Wie viele Zähne hat
ein Mensch?

32.-

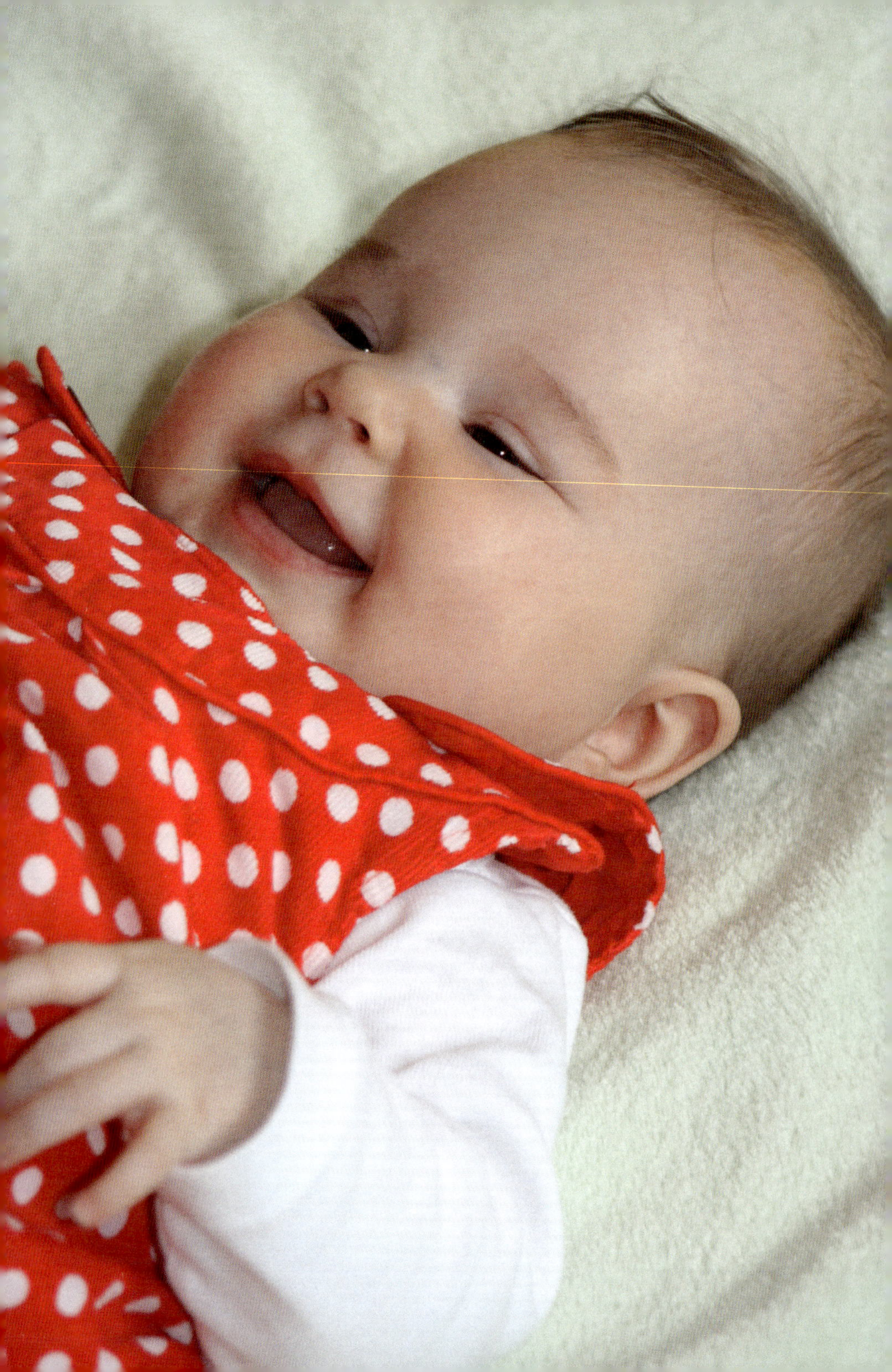

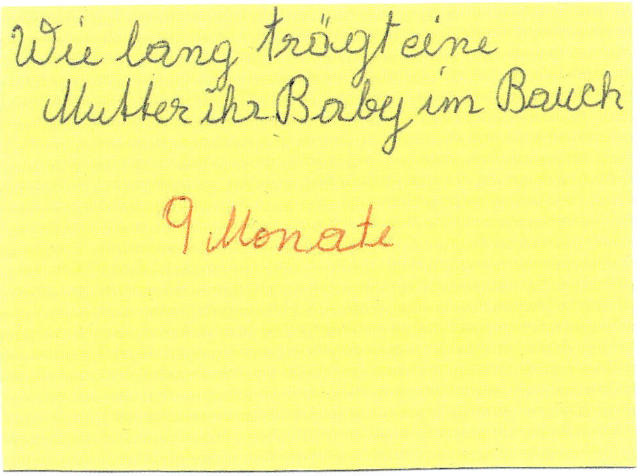
Wie lang trögt eine
Mutter ihr Baby im Bauch

9 Monate

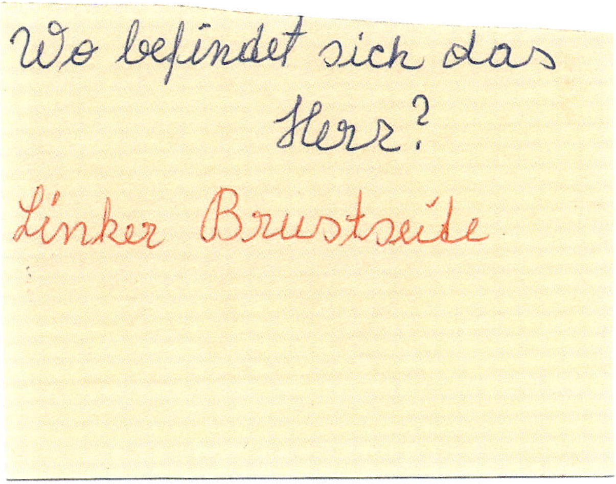
Wo befindet sich das
Herz?
Linker Brustseite

Was braucht man zum frisieren?

Kamm Bürste

Was bekommen die meisten Männer im hohen Alter auf dem Kopf?

eine Glaze

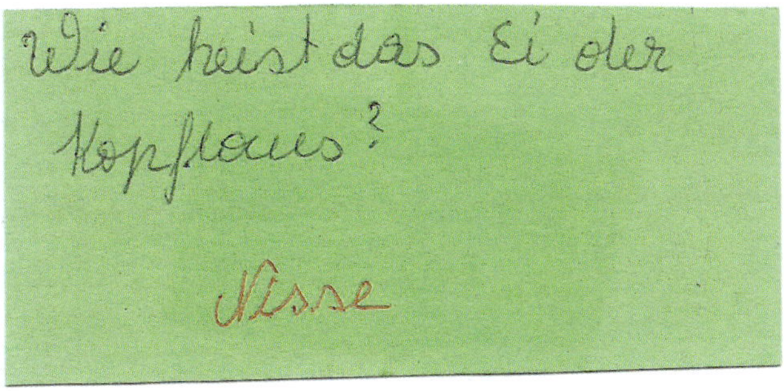
Wie heist das Ei oder Kopflaus?
Nisse

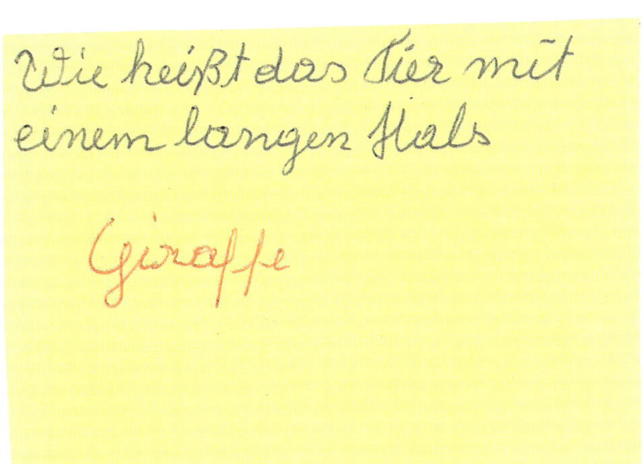
Wie heißt das Tier mit einem langen Hals
Giraffe

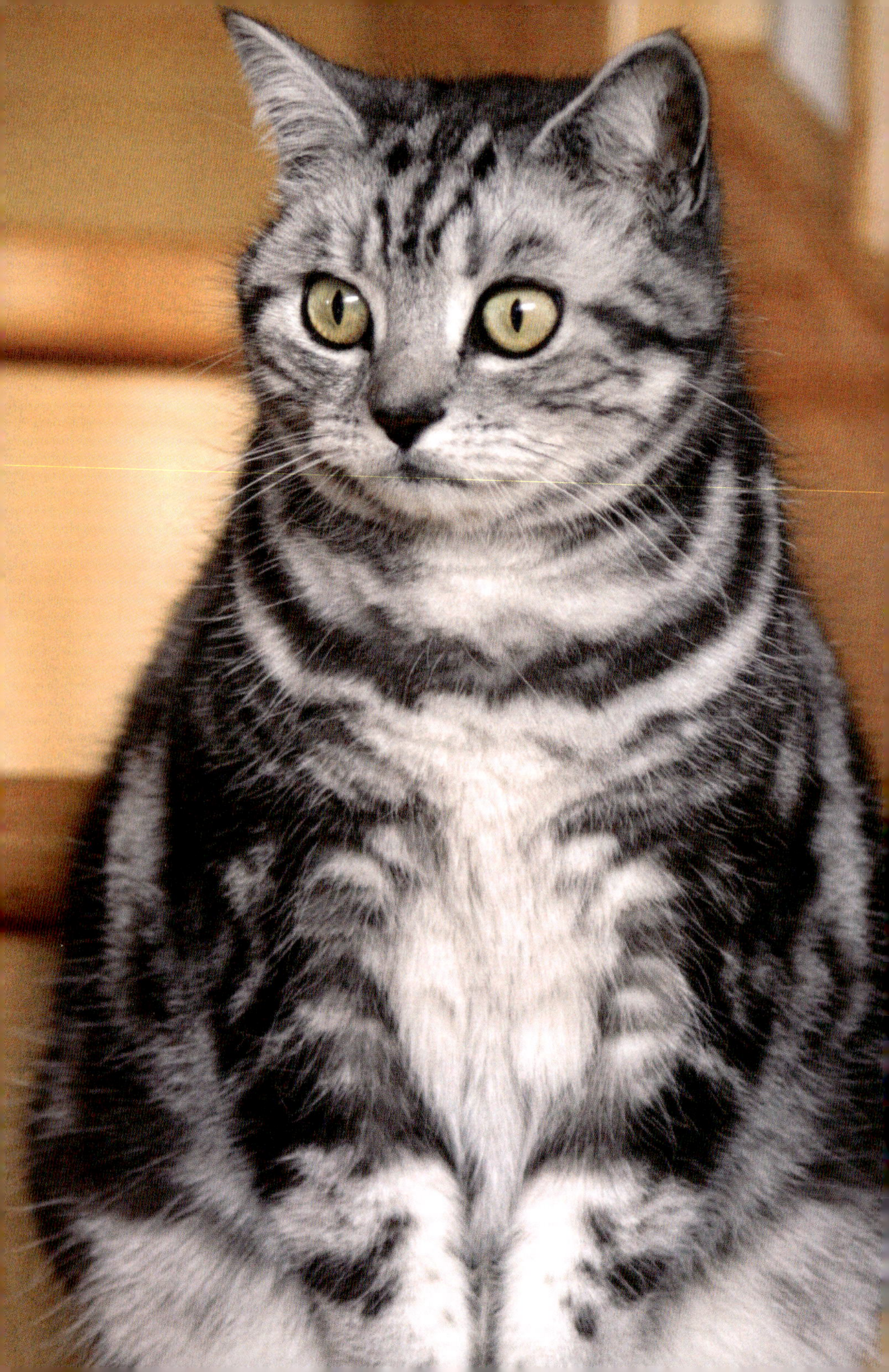

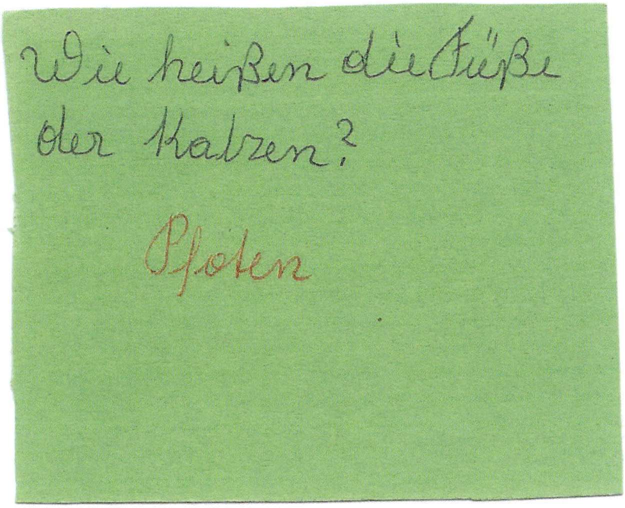

Wie heißen die Füße
der Katzen?

Pfoten

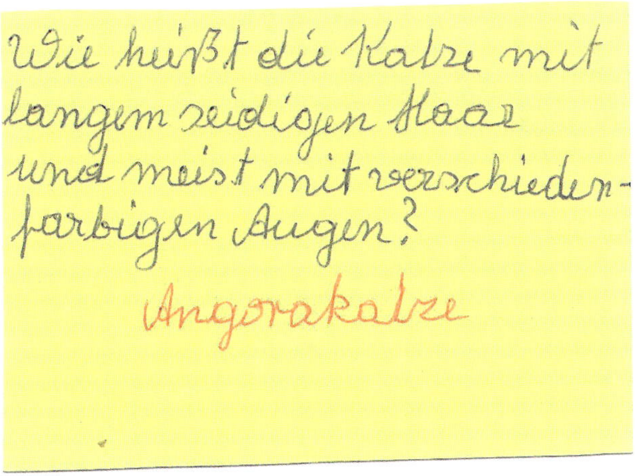

Wie heißt die Katze mit
langem seidigen Haar
und meist mit verschieden-
farbigen Augen?

Angorakatze

Haben Sie ein Haustier?
Welches?
Wie sieht es aus?

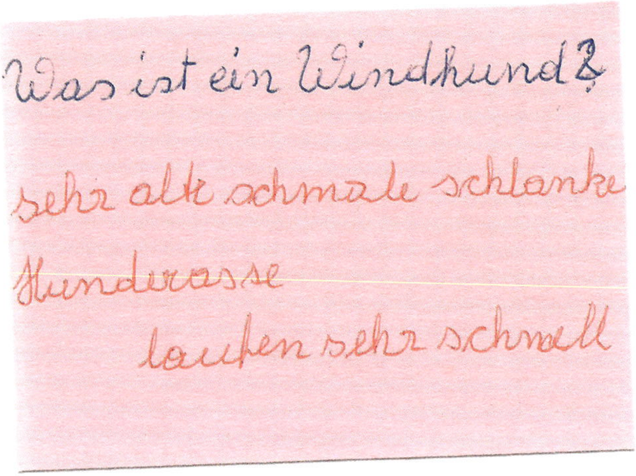

Was ist ein Windhund?

sehr alte schmale schlanke
Hunderasse
laufen sehr schnell

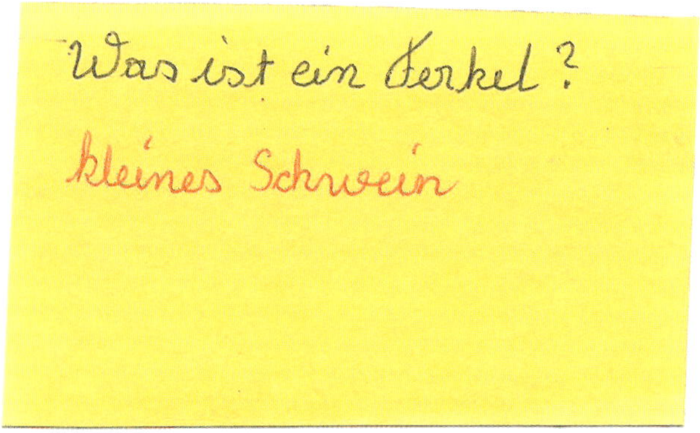

Was ist ein Ferkel?

kleines Schwein

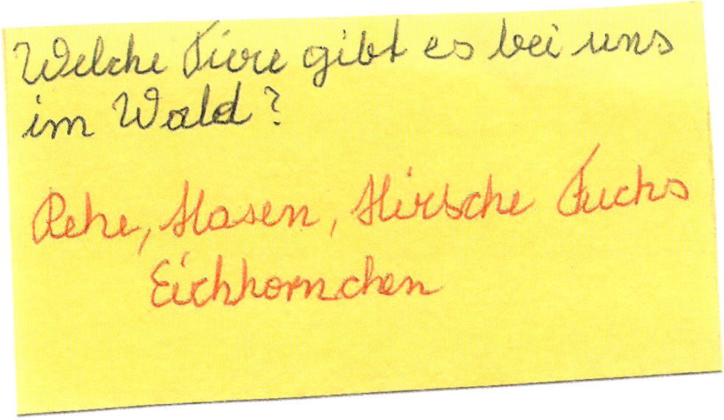

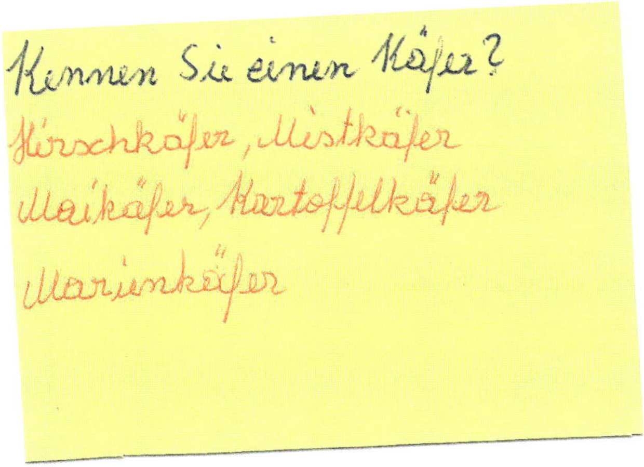

Wann haben Sie zuletzt ein Tier im Wald gesehen?
Welches?

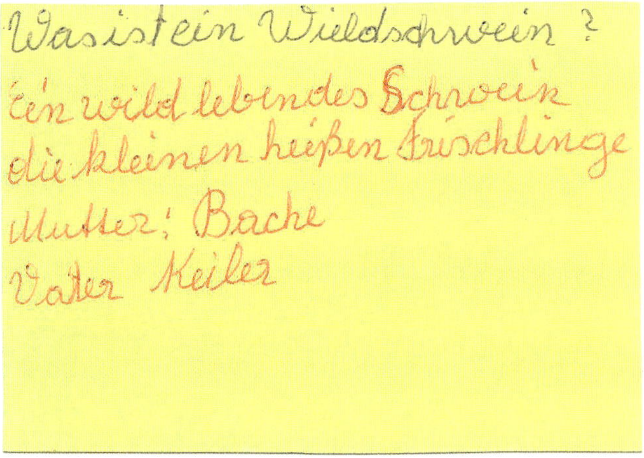
Was ist ein Wieldschwein?
ein wild lebendes Schwein
die kleinen heißen Frischlinge
Mutter: Bache
Vater Keiler

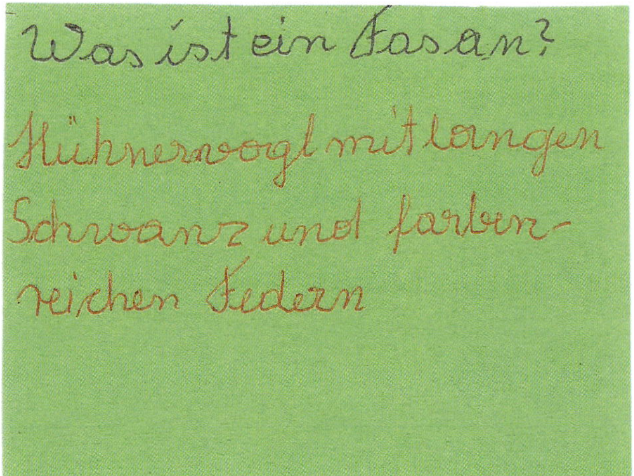
Was ist ein Fasan?
Hühnervogl mit langen
Schwanz und farben-
reichen Federn

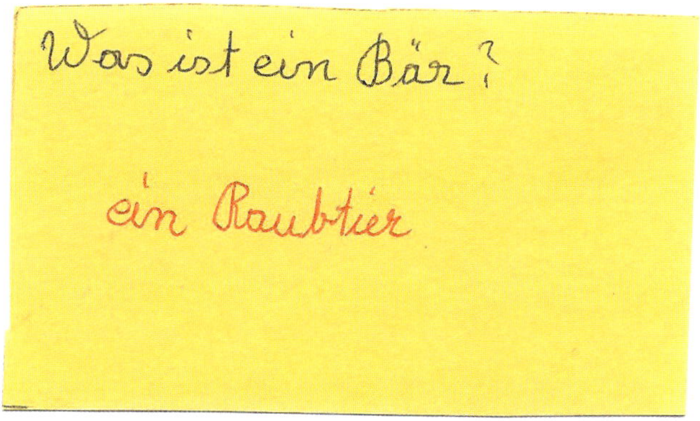
Was ist ein Bär?

ein Raubtier

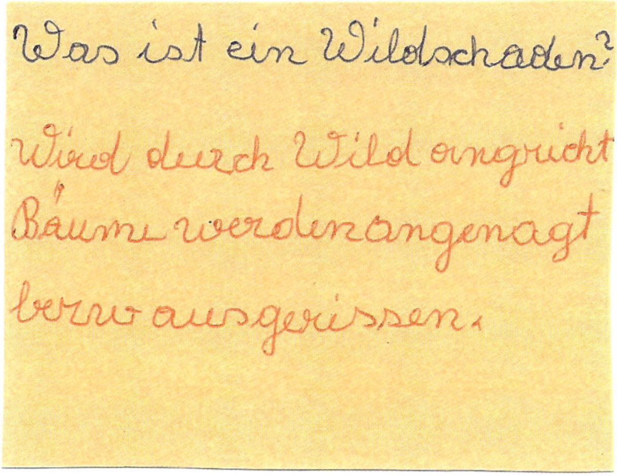
Was ist ein Wildschaden?

Wird durch Wild angricht
Bäumi werden angenagt
bezw ausgerissen.

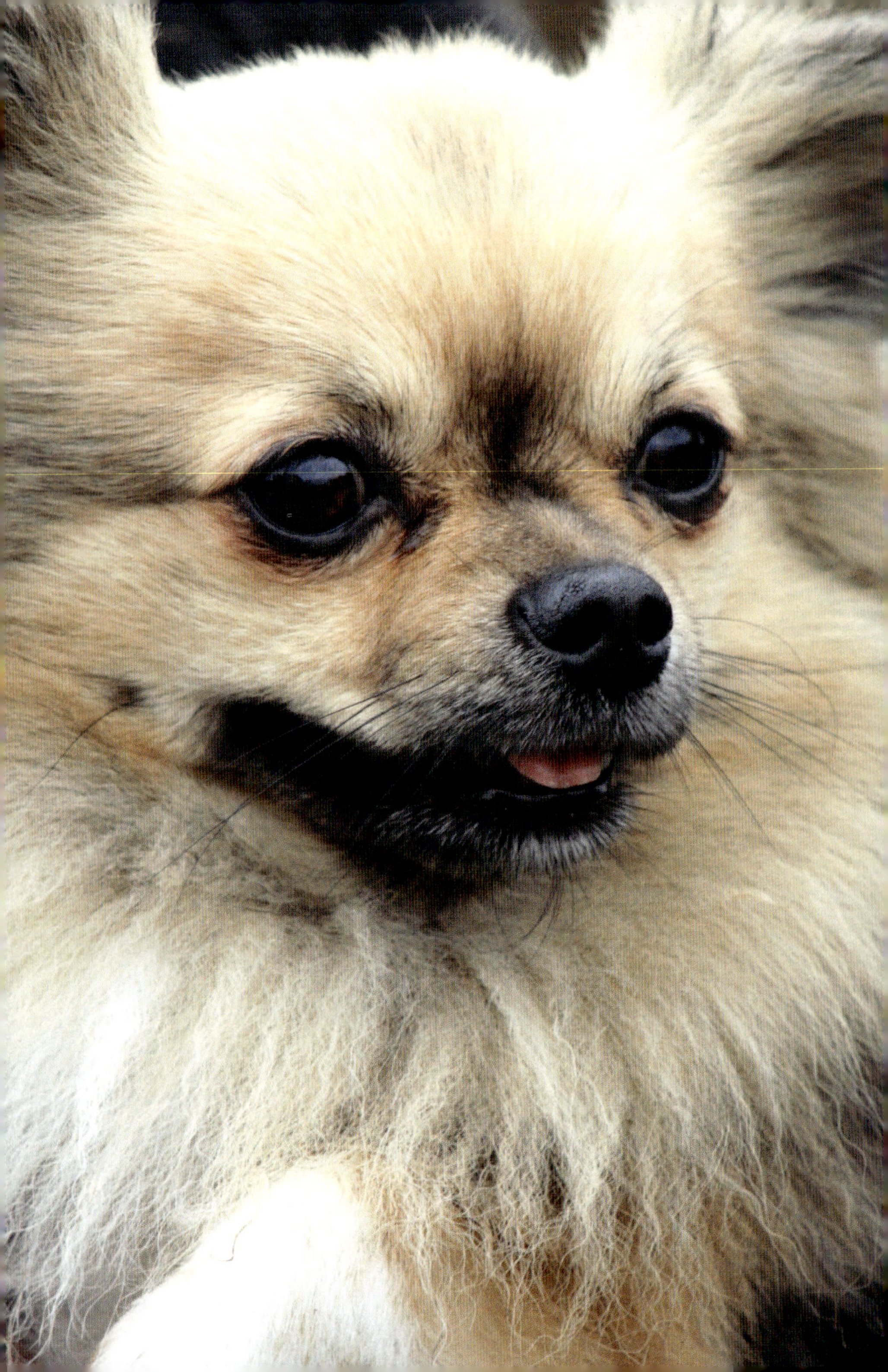

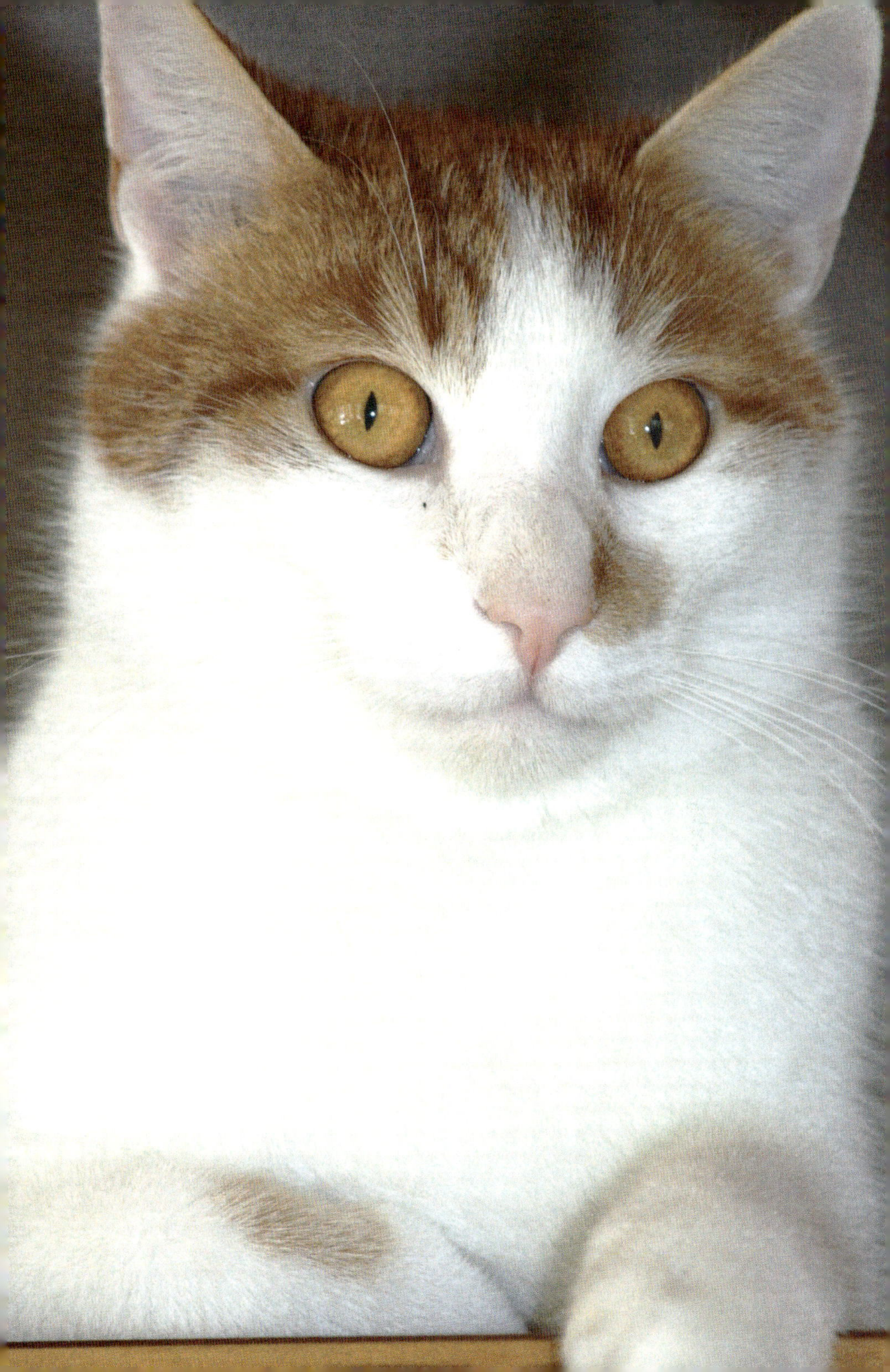

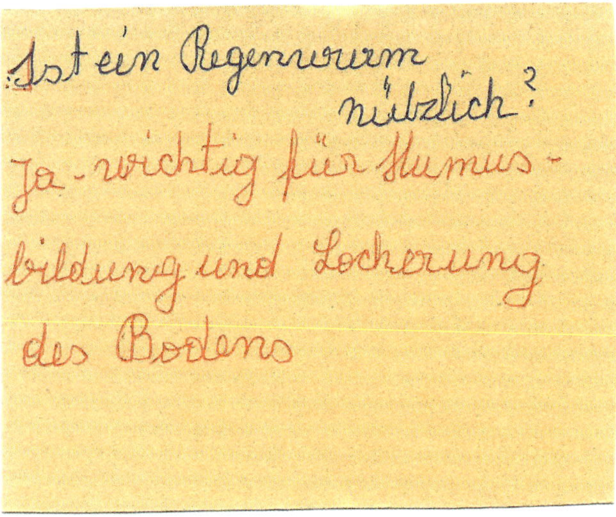
Ist ein Regenwurm nützlich?
Ja - wichtig für Humus-
bildung und Lockerung
des Bodens

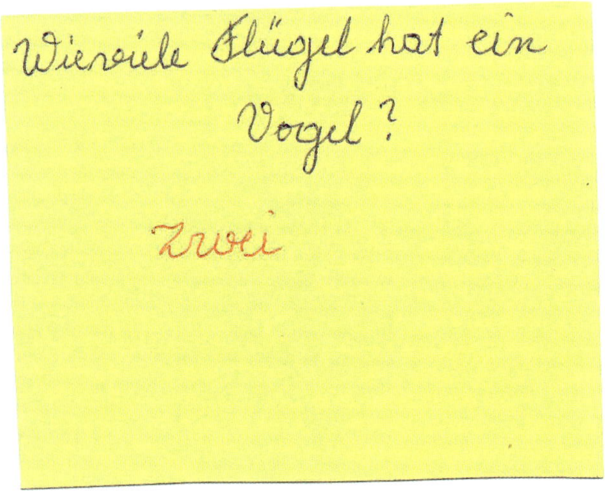
Wieviele Flügel hat ein
Vogel?
zwei

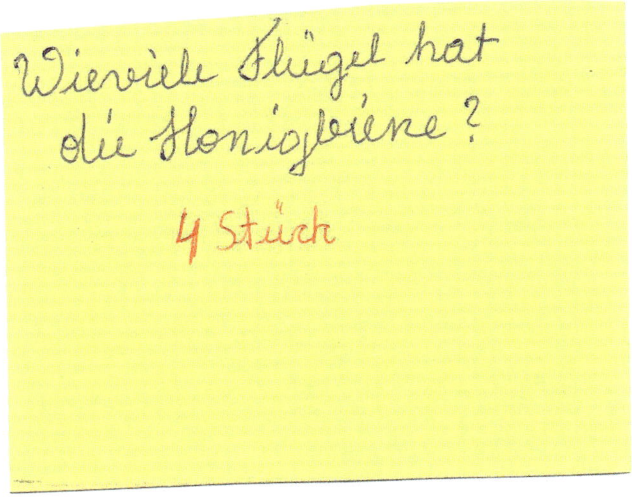
Wieviele Flügel hat die Honigbiene?
4 Stück

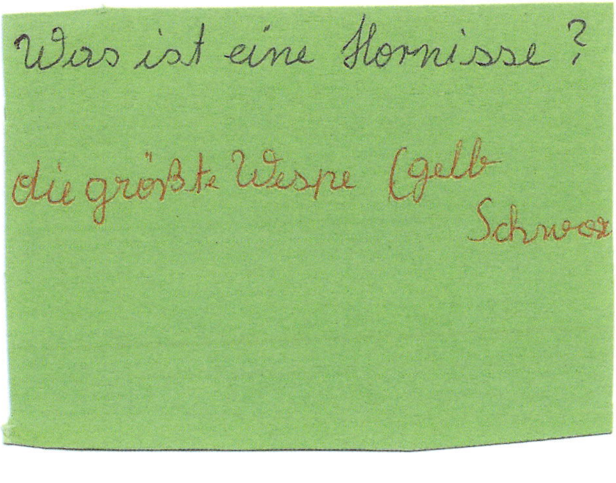
Was ist eine Hornisse?
die größte Wespe (gelb
Schwarz

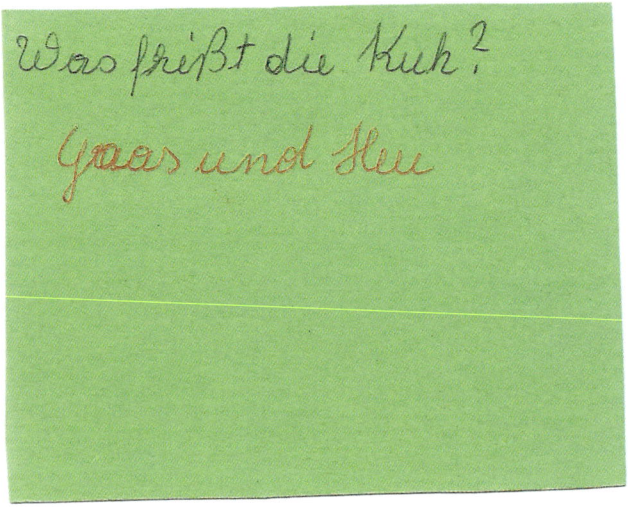
Was frißt die Kuh?

Gras und Heu

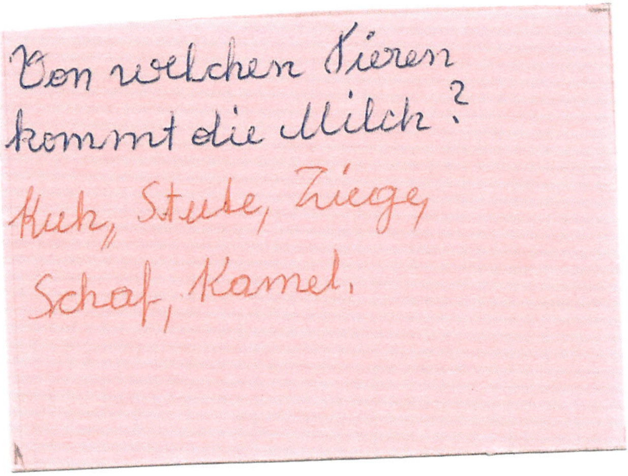
Von welchen Tieren kommt die Milch?

Kuh, Stute, Ziege, Schaf, Kamel.

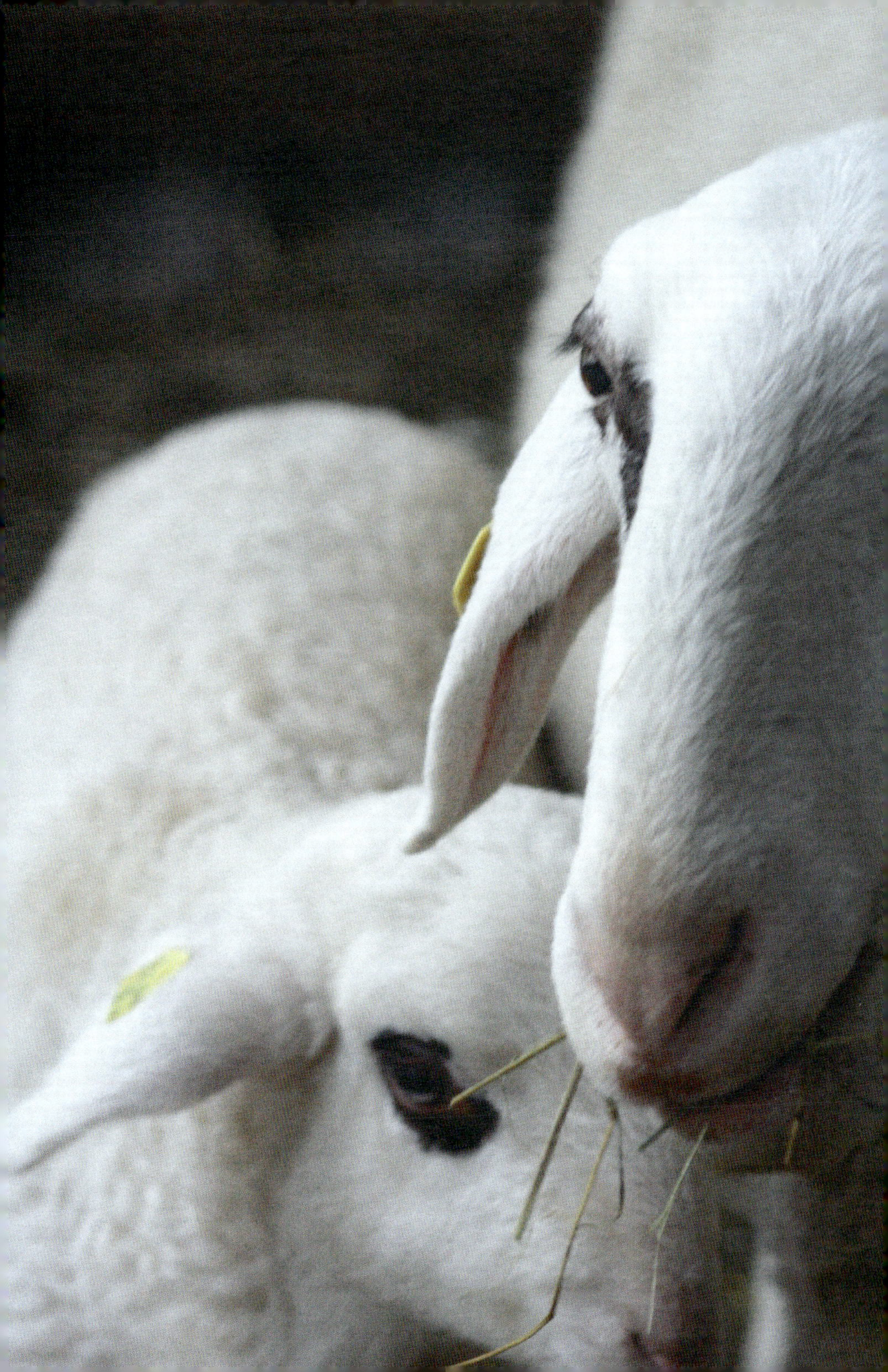

Wie heißt das Material zum Stricken?

Wolle

Was ist ein Pollunder?

Ärmelloser Pullover

Was kann man beim Palmers kaufen?

Strümpfe, Wäsche, Socken, Nachthemden.

Was ist eine Kostüm?

Zweiteiliges Kleidungstück

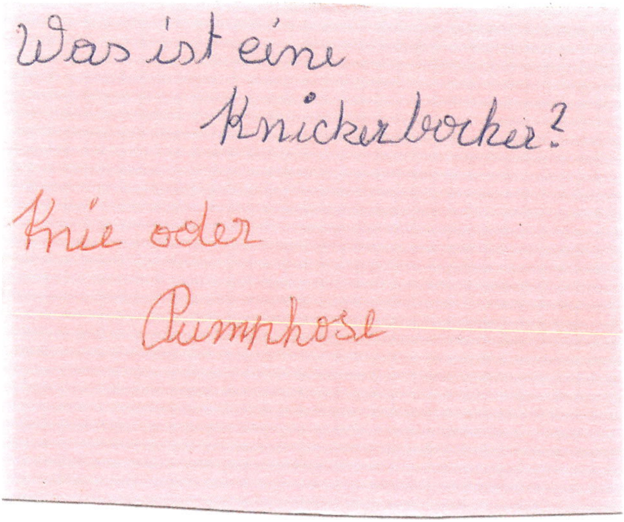
Was ist eine
Knickerbocker?
Knie oder
Pumphose

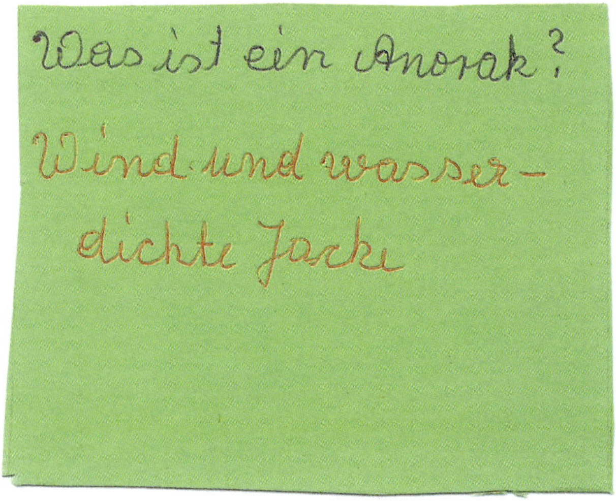
Was ist ein Anorak?
Wind und wasser-
dichte Jacke

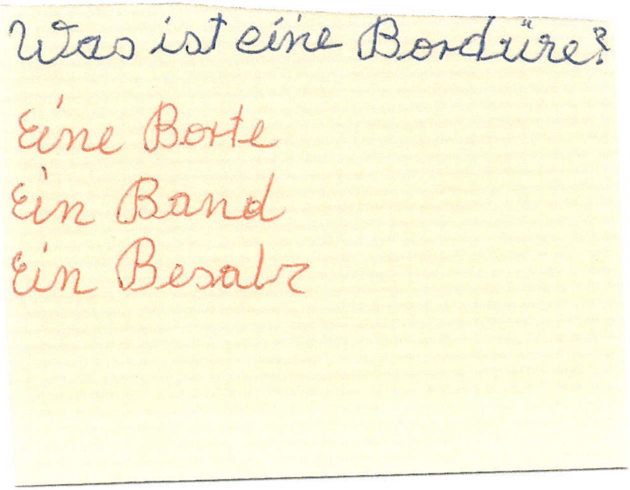

Was ist eine Bordüre?

Eine Borte
Ein Band
Ein Besatz

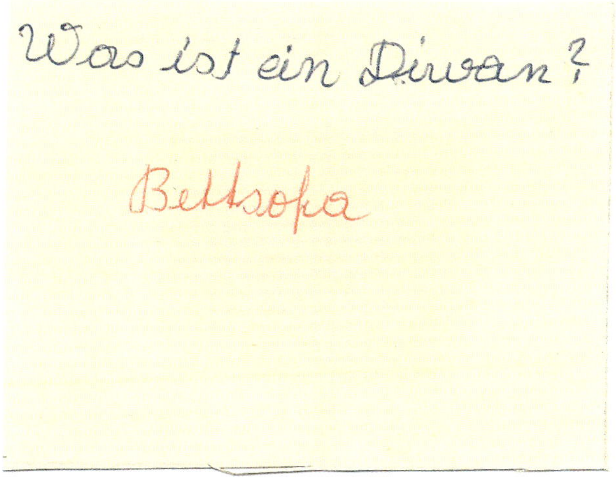

Was ist ein Diwan?

Bettsofa

Was ist eine Kredenz?

Anrichtetisch - Schrank
mit Geschier

Was ist die Miete?

Bezahlung für eine
Wohnung

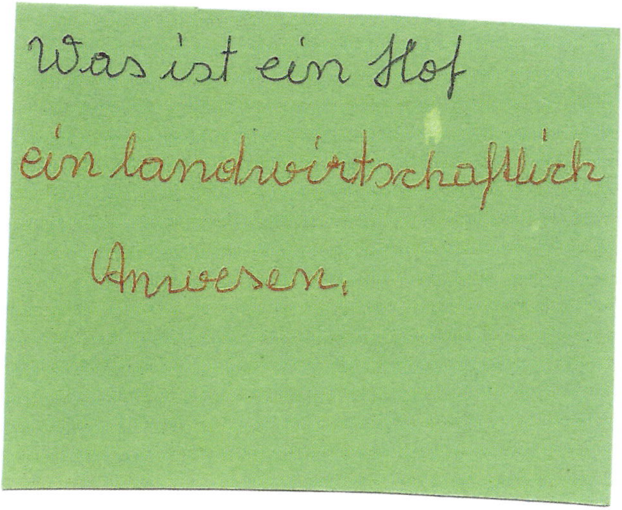
Was ist ein Hof
ein landwirtschaftlich
Anwesen.

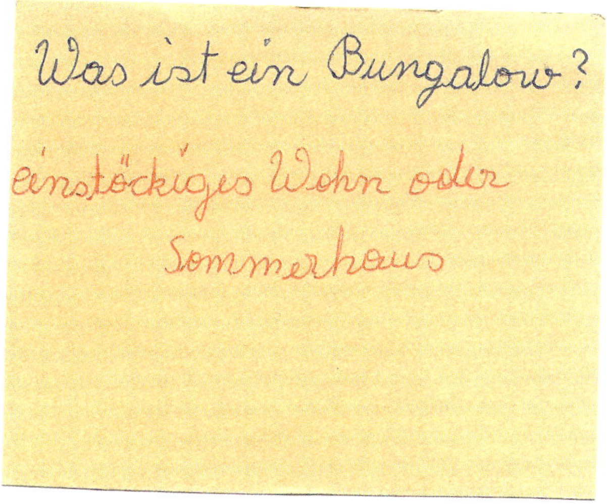
Was ist ein Bungalow?
einstöckiges Wohn oder
Sommerhaus

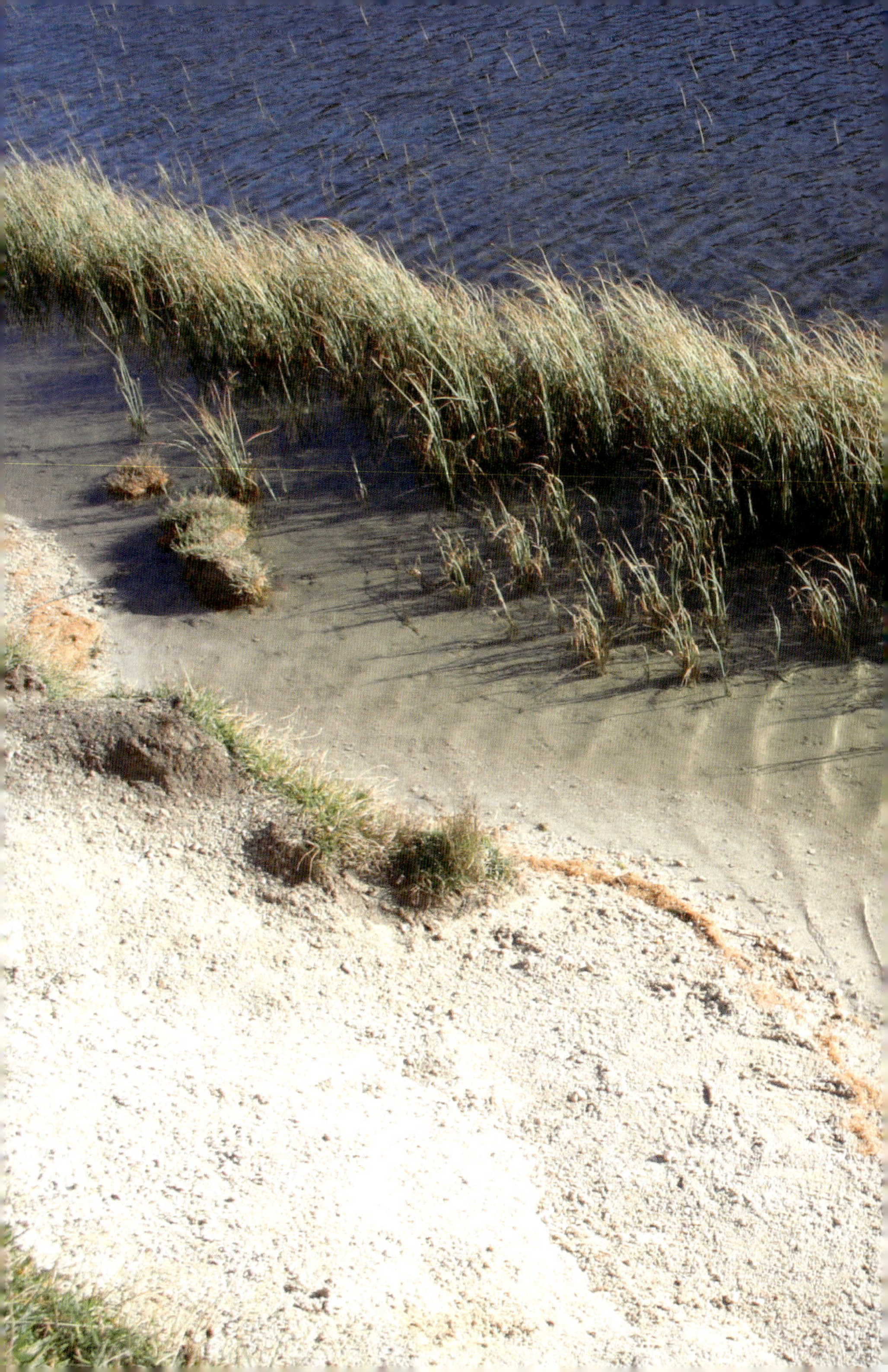

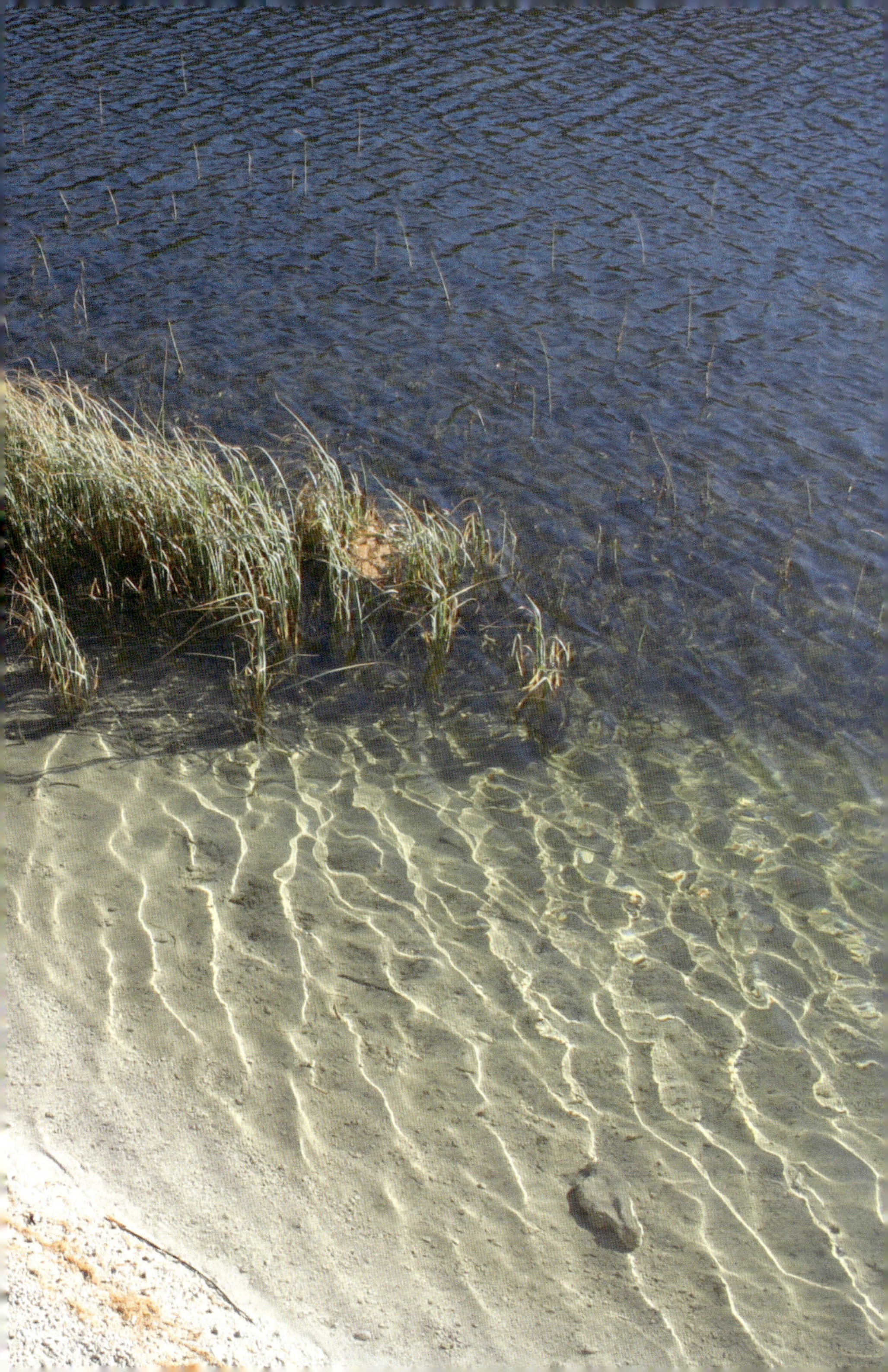

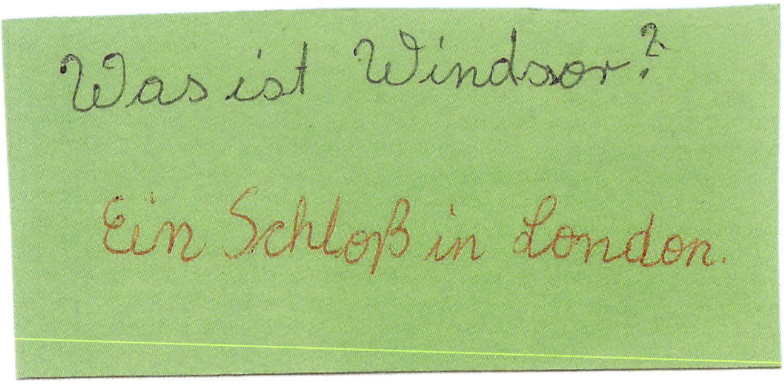

Was ist Windsor?

Ein Schloß in London.

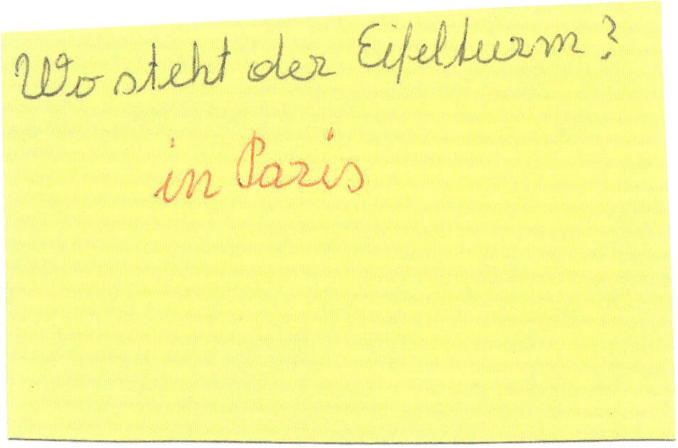

Wo steht der Eifelturm?

in Paris

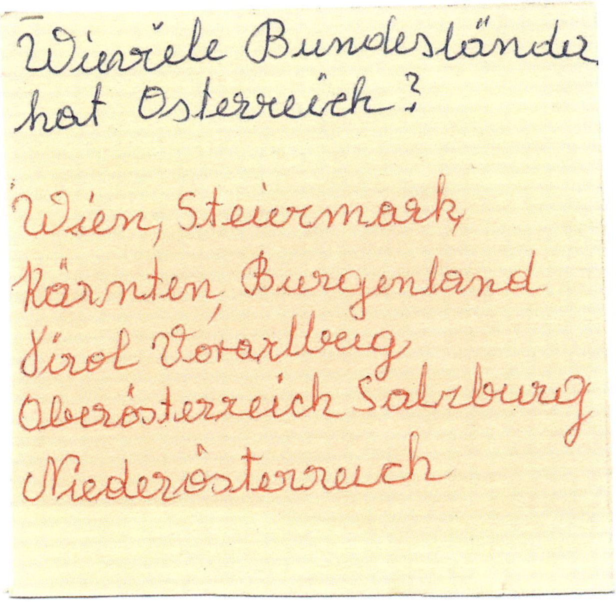

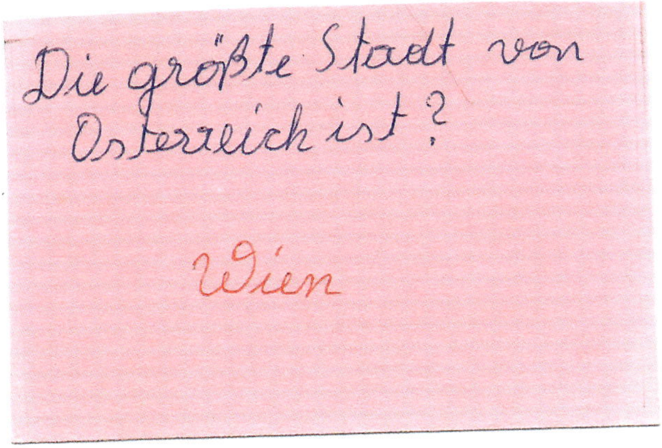

Haben Sie schon eine österreichische Bundeshauptstadt besucht?

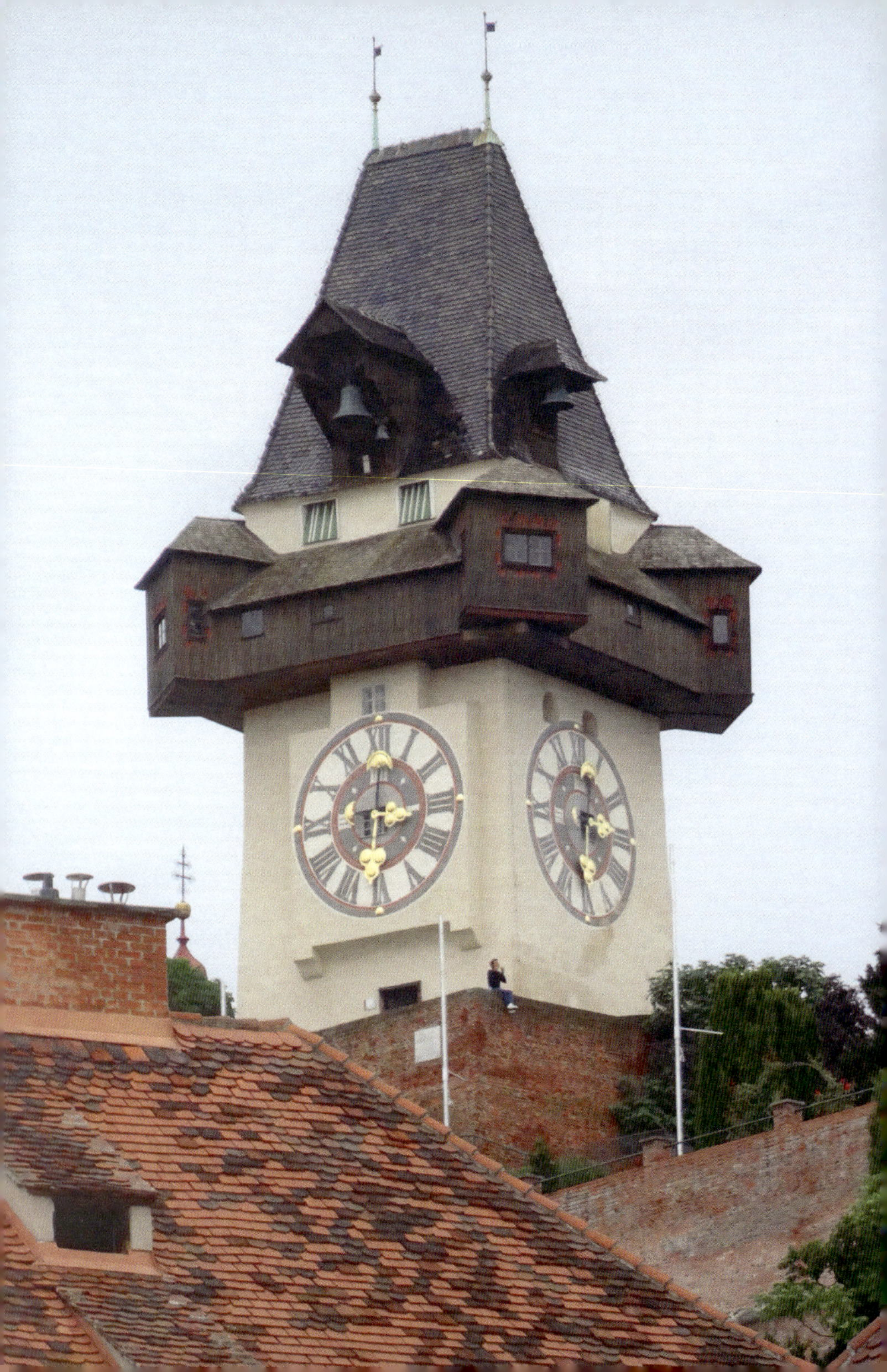

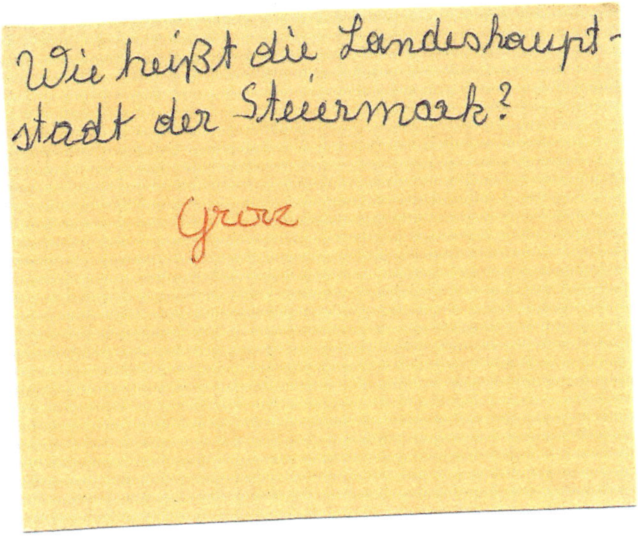

Wie heißt die Landeshaupt-
stadt der Steiermark?

Graz

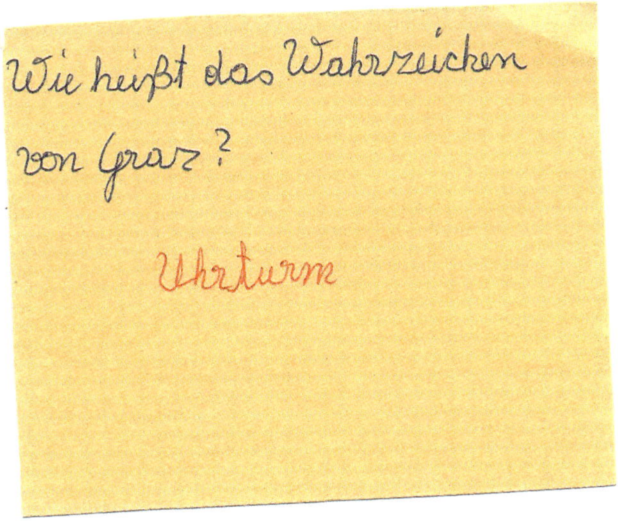

Wie heißt das Wahrzeichen
von Graz?

Uhrturm

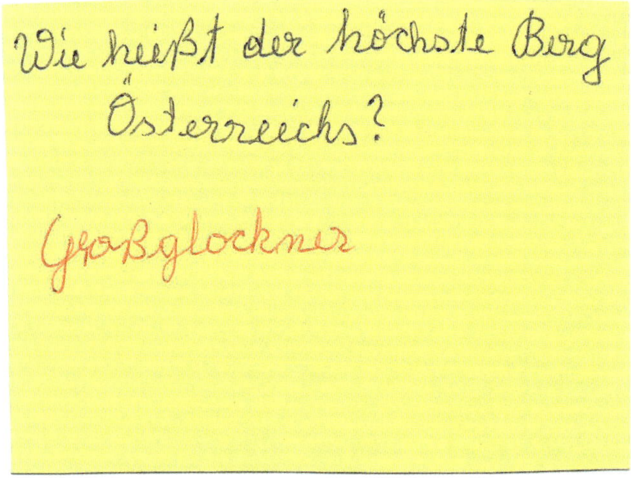

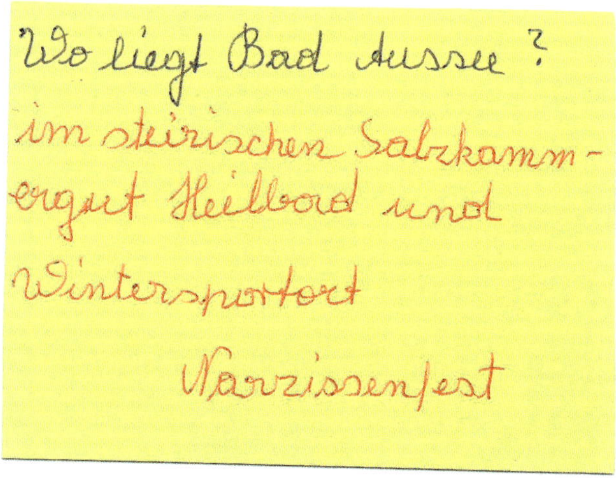

Waren Sie schon einmal beim Narzissen Fest?

Was ist Hollywood?

Filmmetropole in Los Angeles

Wo liegt Fatima?

Wallfahrtsort in Portugal

selbstbestimmung?

schwaches herz
gestärkt

kein durst
infusion

kein hunger
sondennahrung

keine freude
antidepressiva

bitte zur toilette
mach in die windel

ich mag gehen
du bleibst!

es ist alles zu deinem besten
sagt wer?

selbstbestimmung?

Markus Hirtler

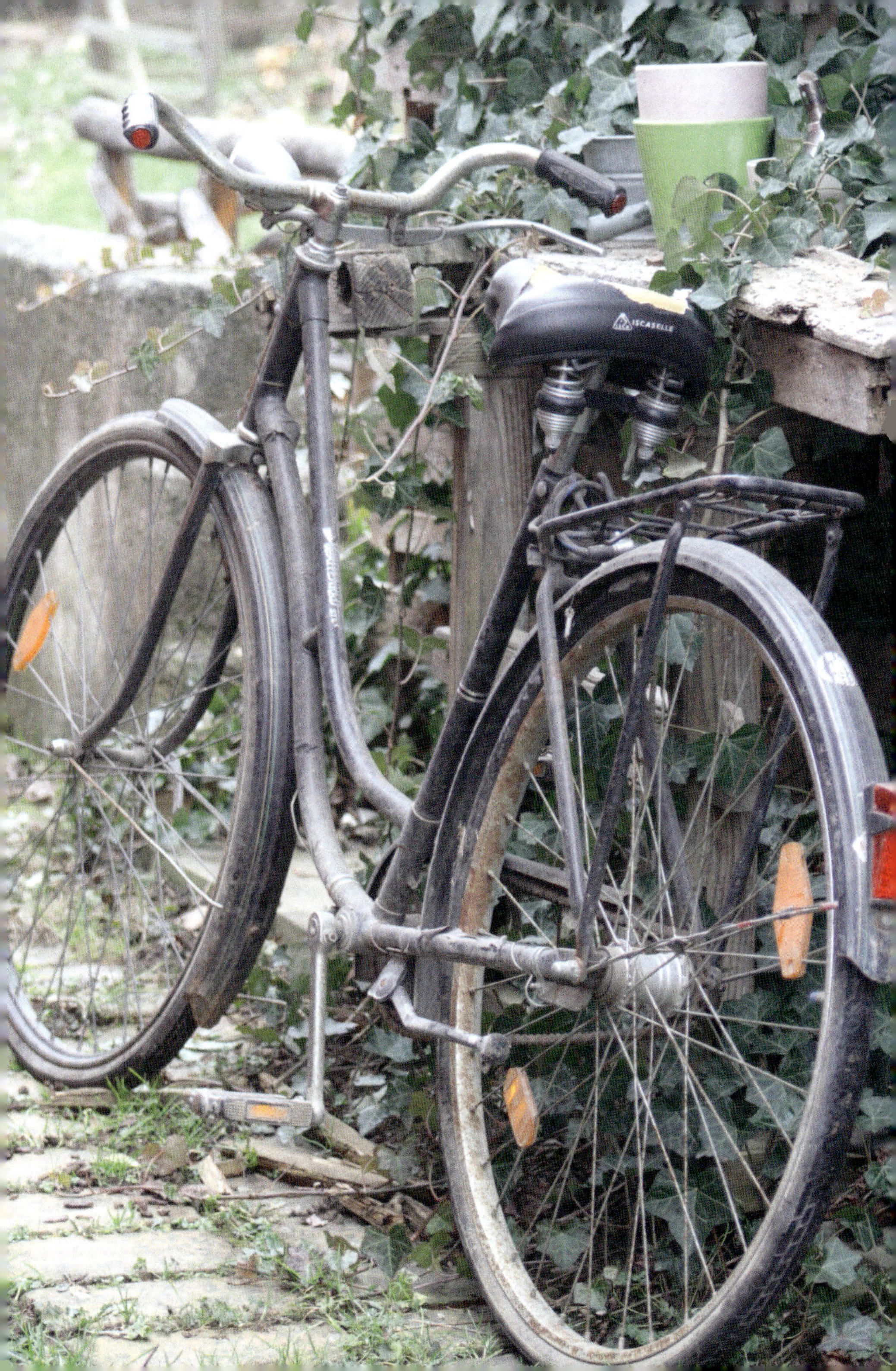

Was ist Mariazell und was ist dort?

Ein Wallfahrtort und ein Basilika

Was ist ein Kloster?

Ein Gebäude in den Nonnen und Mönche nach einer gemeinsamen Regel leben.

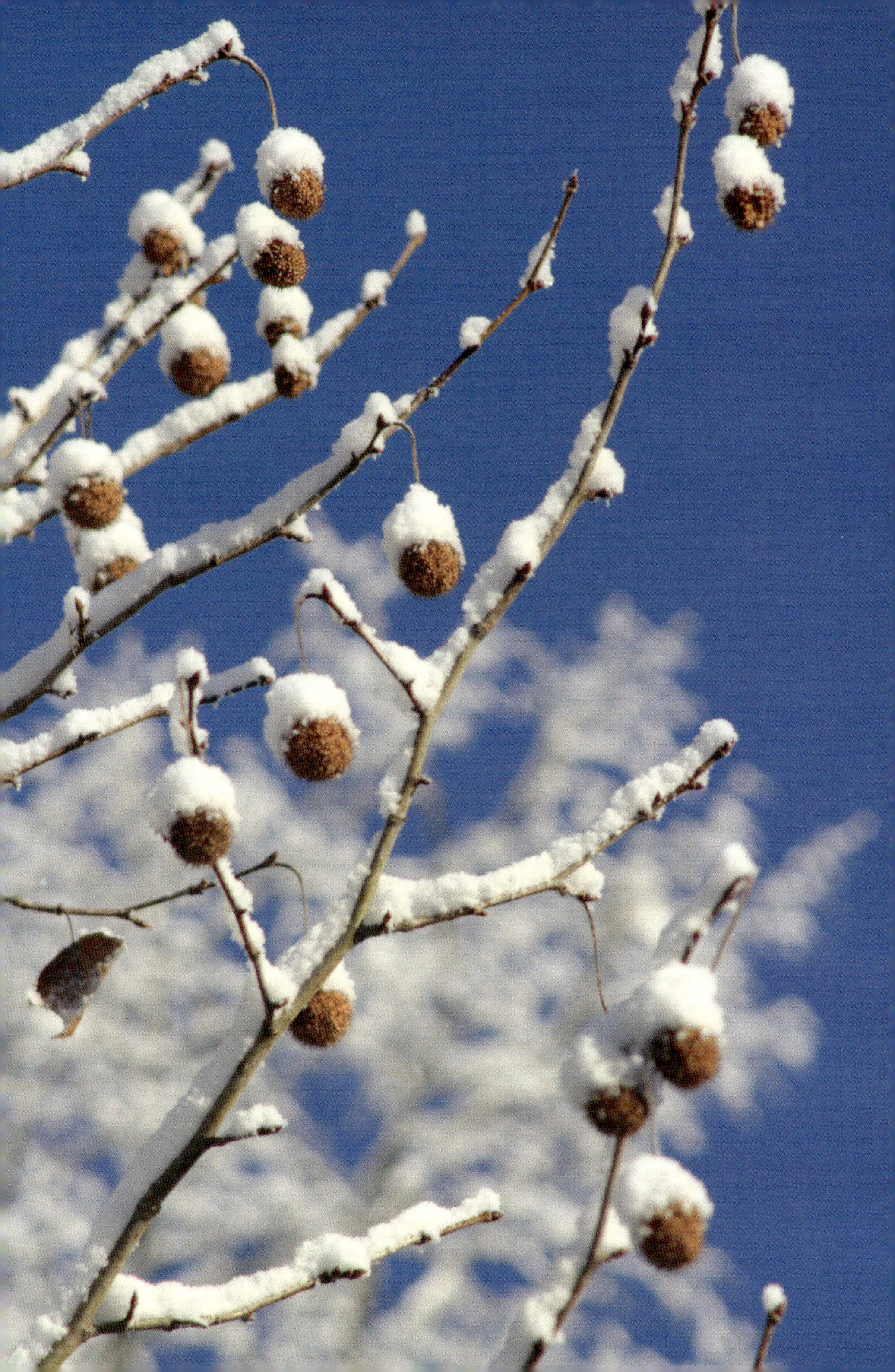

Wann beginnt die Fastenzeit?

Aschermittwoch

Wie nennt man die Woche vor Ostern?

Karwoche

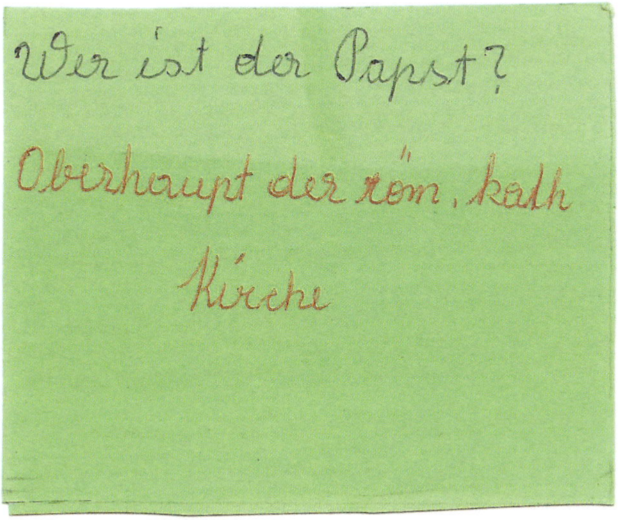
Wer ist der Papst?

Oberhaupt der röm. kath

Kirche

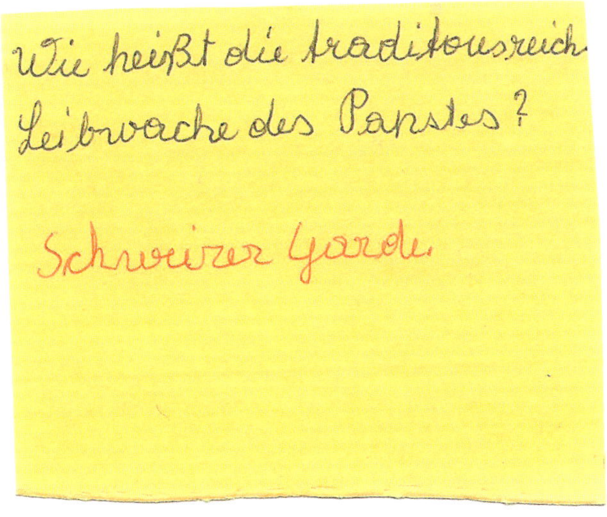
Wie heißt die traditonsreich

Leibwache des Papstes?

Schweizer Garde.

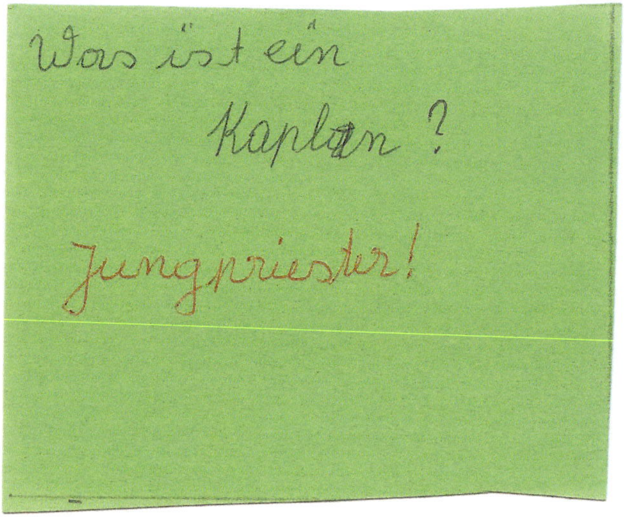
Was ist ein Kaplan?

Jungpriester!

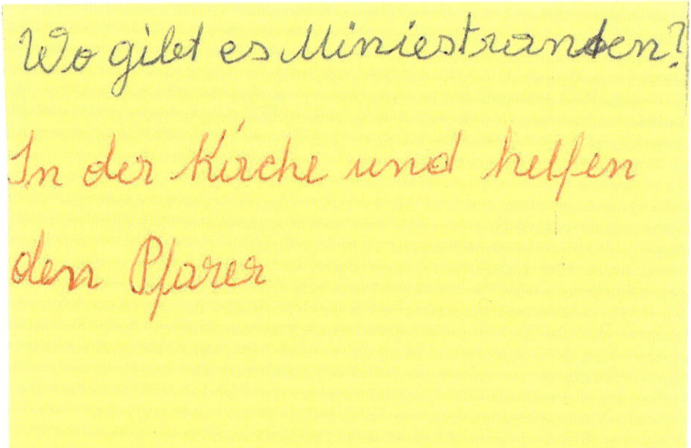
Wo gibt es Miniestranten?

In der Kirche und helfen den Pfarer

Was ist die Taufe?

Sakramt des Christentums

Was ist die Firmung?

Ein Sakrament der kath.

Kirche

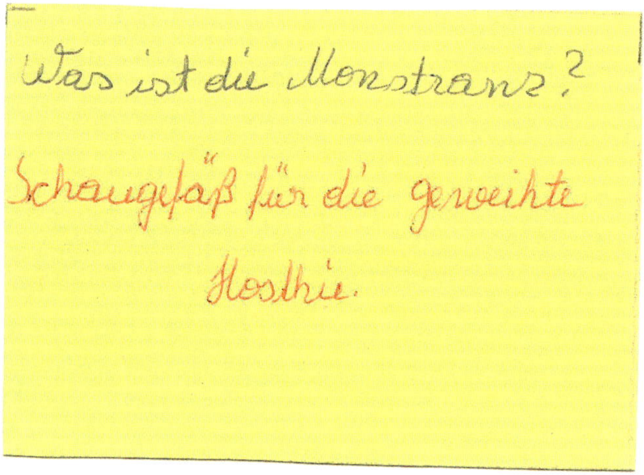
Was ist die Monstranz?

Schaugefäß für die geweihte Hosthie.

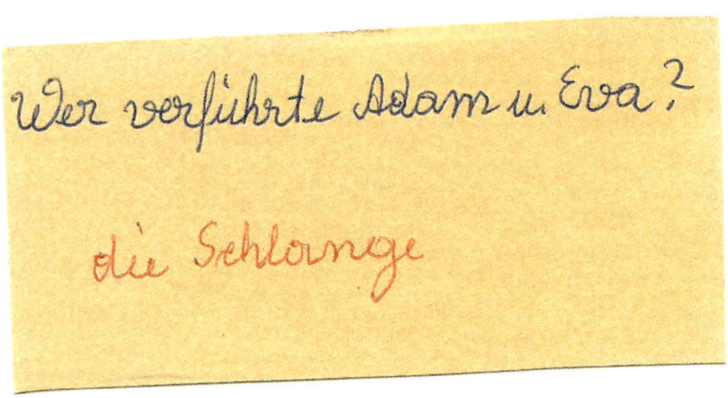
Wer verführte Adam u. Eva?

die Schlange

Wo hört man „Halleluja"?

in der Kirche beim Gottesdienst

Wo befindet sich die Kanzel

in der Kirche

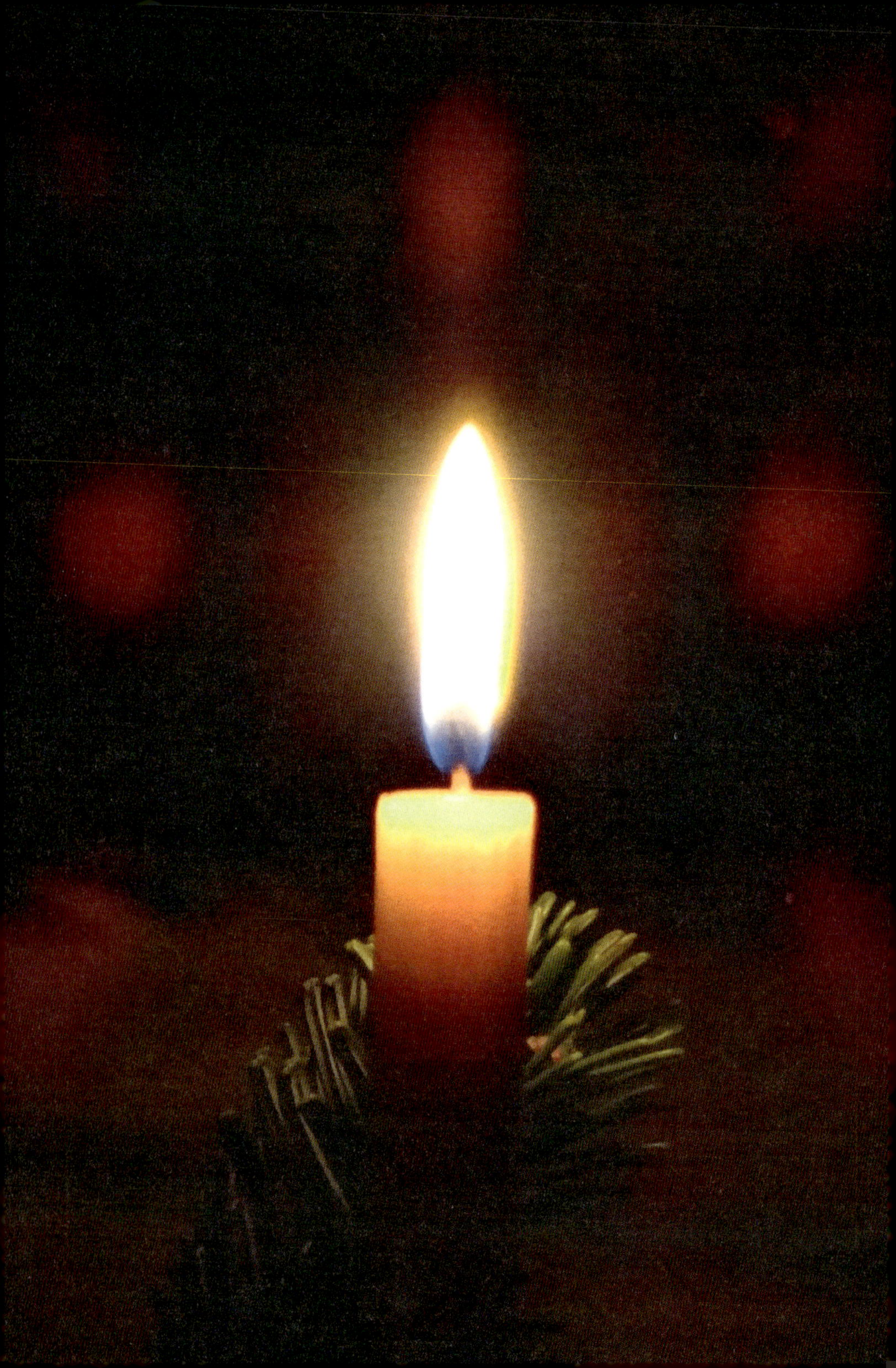

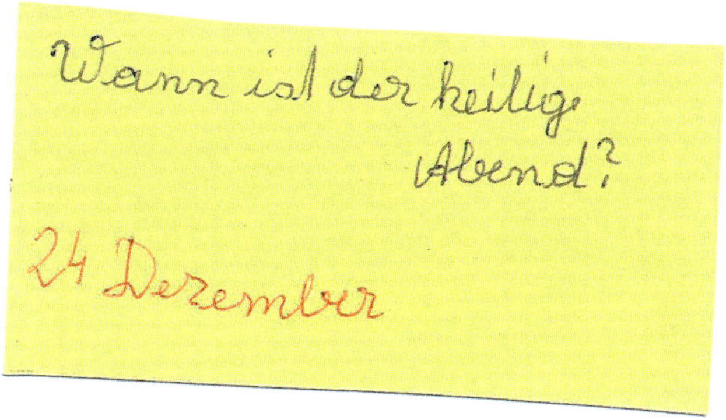
Wann ist der heilige Abend?

24 Dezember

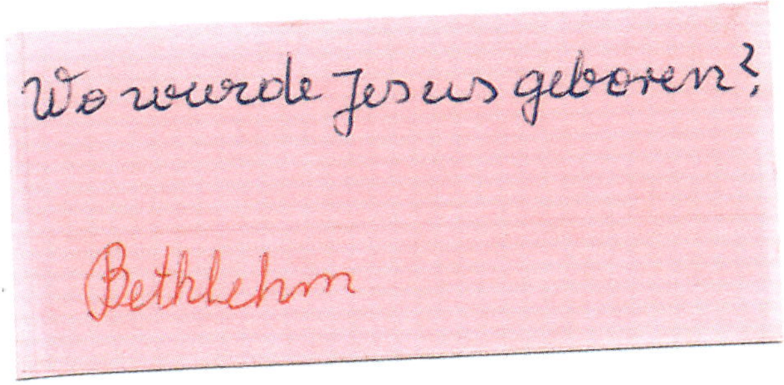
Wo wurde Jesus geboren?

Bethlehm

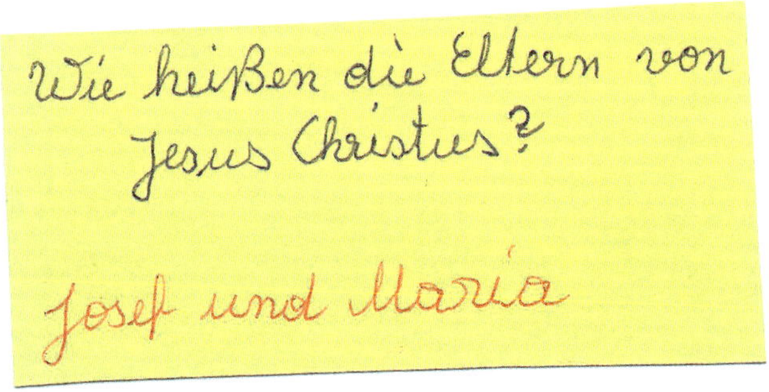
Wie heißen die Eltern von Jesus Christus?
Josef und Maria

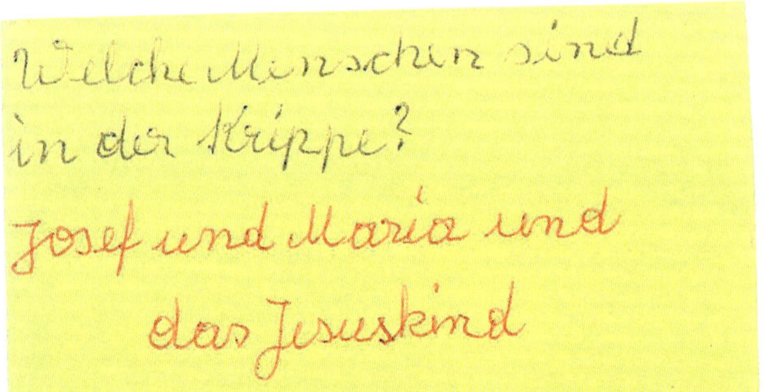
Welche Menschen sind in der Krippe?
Josef und Maria und das Jesuskind

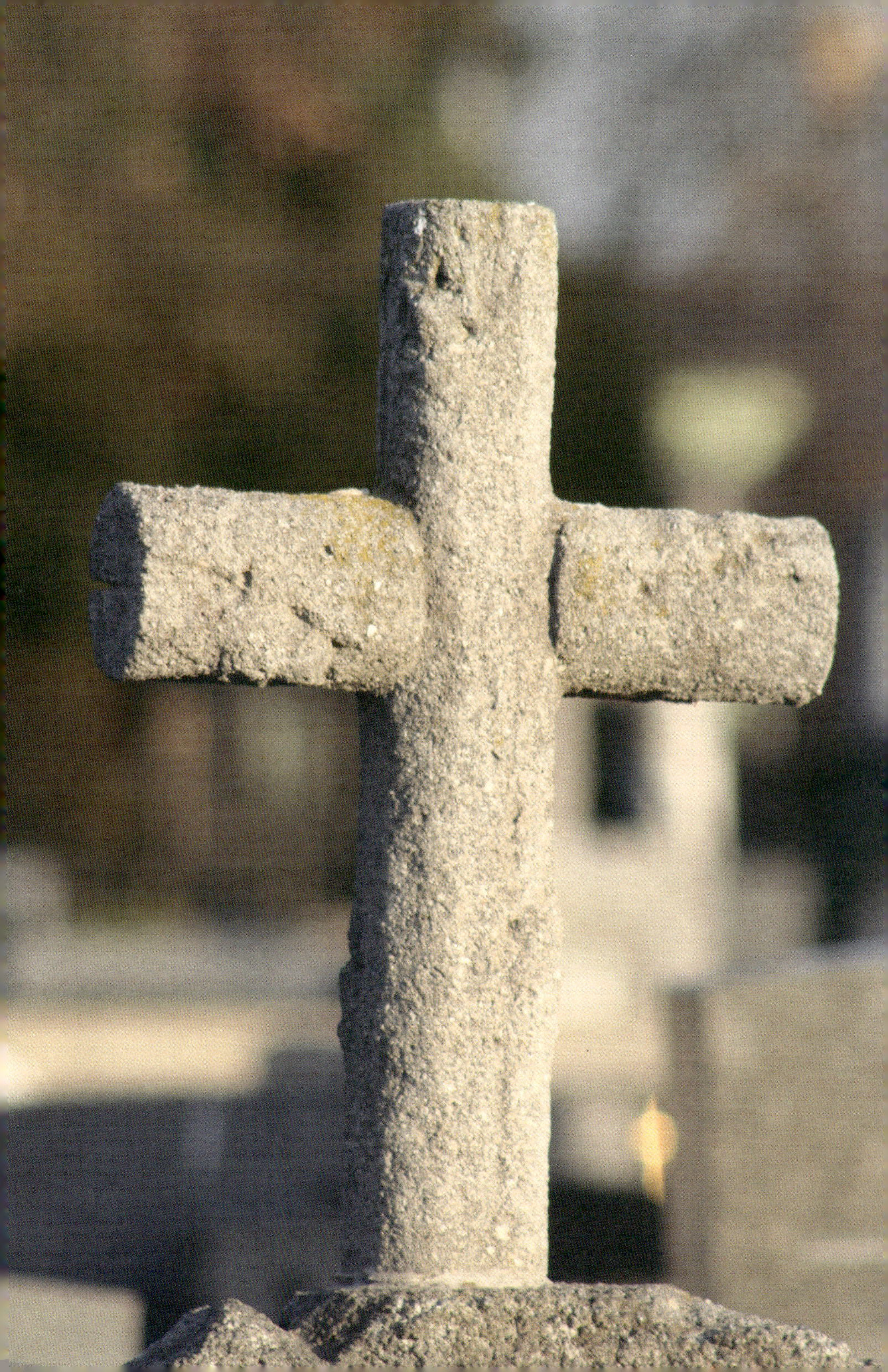

Würde. Warum definieren wir dieses Wort immer nur über unsere Selbständigkeit? Als wäre jedes Annehmen von Hilfe a priori würdelos. Zur eigenen Schwäche zu stehen kann auch ein Zeichen von Stärke sein, zeugt zumindest von gesundem Realismus. Nicht jede Einschränkung oder Beeinträchtigung bedeutet automatisch einen Würdeverlust.
Denn Perfektion und totale Bedürfnislosigkeit können ohnehin nie unser Anspruch sein. Wir brauchen einander, manchmal weniger, manchmal mehr.
Krankheit, Alter und Demenz würden vielleicht einige ihrer Schrecken verlieren, wenn wir nicht das Gefühl hätten, Würde ausschließlich über Tatsachen und Situationen definieren zu müssen, anstatt über die Art und Weise, wie wir damit umgehen. Nur unser Zugang, unsere Handhabung der Gegebenheiten bestimmen, was würdig ist und was nicht.
Geburt und Tod sind Vorgänge jenseits dieses Begriffes, sind elementar, existenziell, natürlich. Allein unser aller Umgang mit Leiden, Altern, Vergessen oder Sterben bringt Fragen der Würde ins Spiel, nie die Tatsachen selbst.

Was ist unwürdig? Die Windel? Die Schnabeltasse?
Die Versorgung durch andere? Nein. Es wäre unwürdig, ohne entsprechende Hilfsmaßnahmen auskommen zu müssen.
Auch die Betreuung von Kleinkindern empfinden wir nicht als Eingriff in deren Selbstbestimmtheit. Wenn aus ihnen zwischendurch unabhängige, manchmal mächtige, in jedem Fall aber erwachsene, eigenständige Menschen werden, so finden sie am Ende des Weges natürlicherweise doch wieder dorthin zurück, wo sie nicht viel anderes brauchen als am Anfang: Zuneigung, Behutsamkeit, Hilfe – und nicht zuletzt Respekt, auch vor ihrem Unvermögen.
Nur: Sie dann wie Kinder zu behandeln, mit Distanzlosigkeit und Babysprache, wäre unter ihrer Würde.
Wer jemanden ernst nimmt in seiner jeweiligen Lebens- oder auch Leidenssituation, läuft nie Gefahr, in die Würdelosigkeit abzugleiten.
Und: Das ganze Leben bietet weit mehr Möglichkeiten zum Würdeverlust als sein allerletztes Stück.
Und dafür tragen wir selbst die Verantwortung.

Andrea Sailer
Schriftstellerin

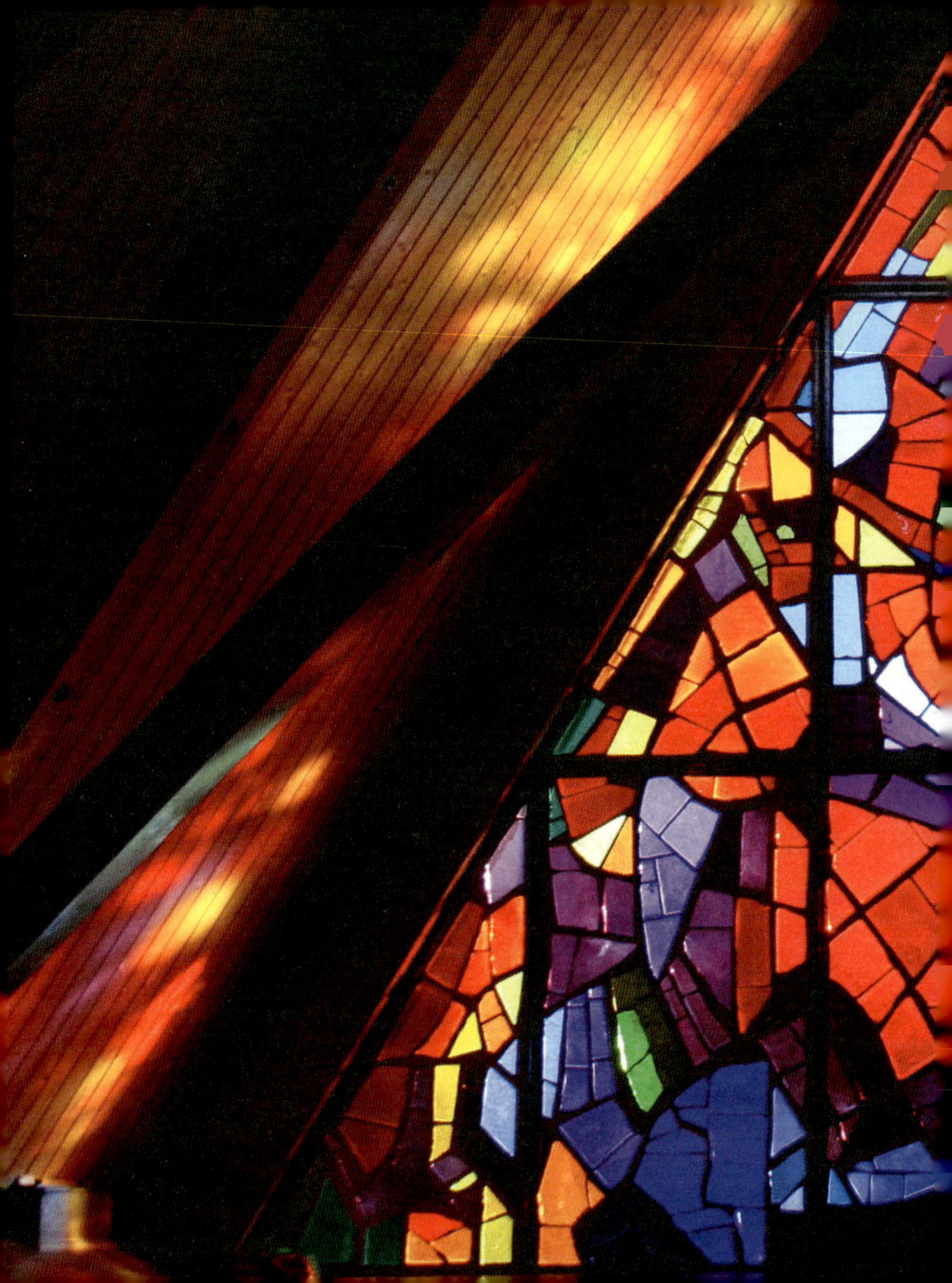

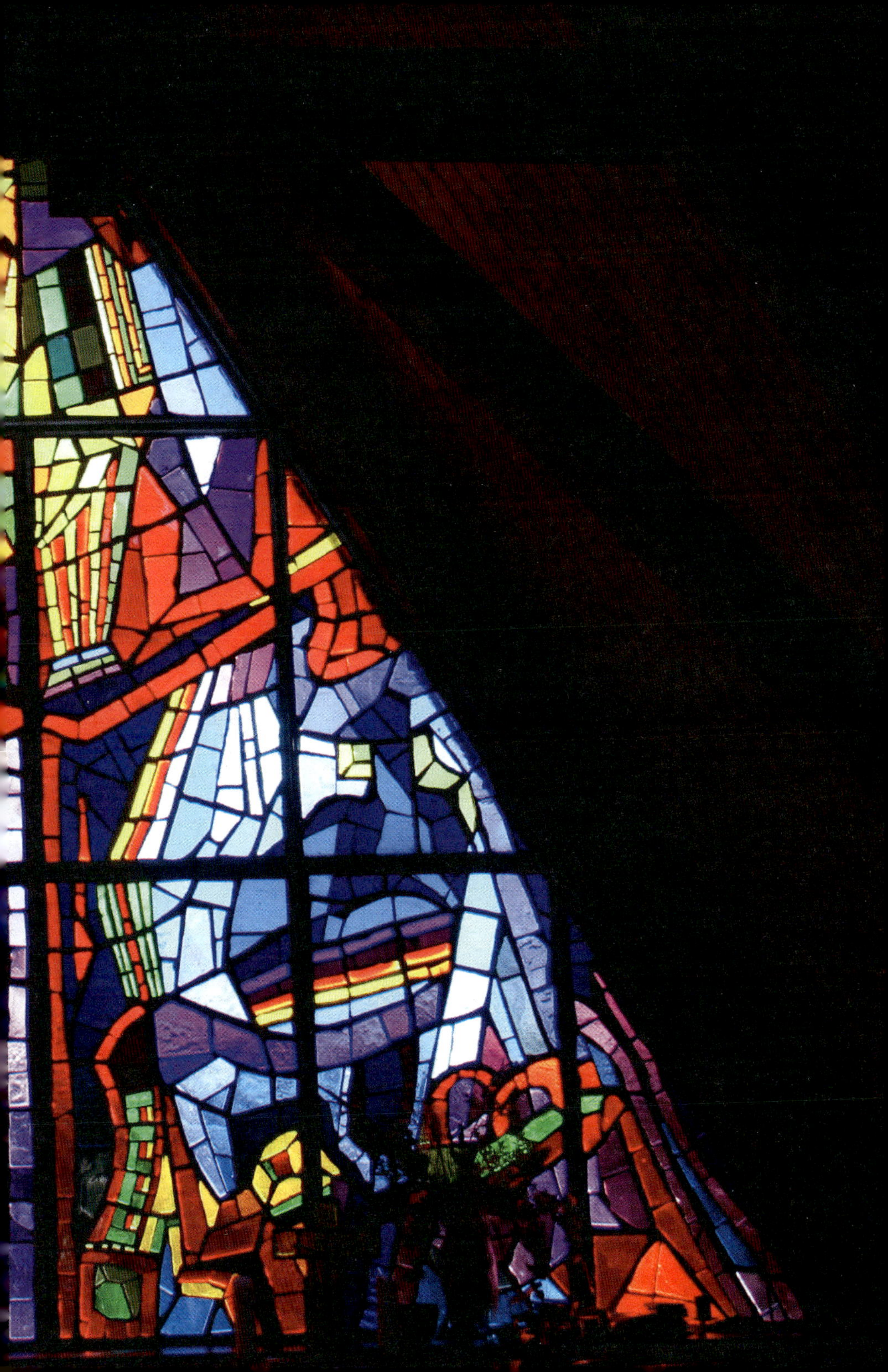

Bei Jesu Geburt kamen
wieviele König?

3

Melchiär, Baltasar
+ Kaspar.

Welche Tiere sind der
Krippe?

Esel, Ochs u. Schafe

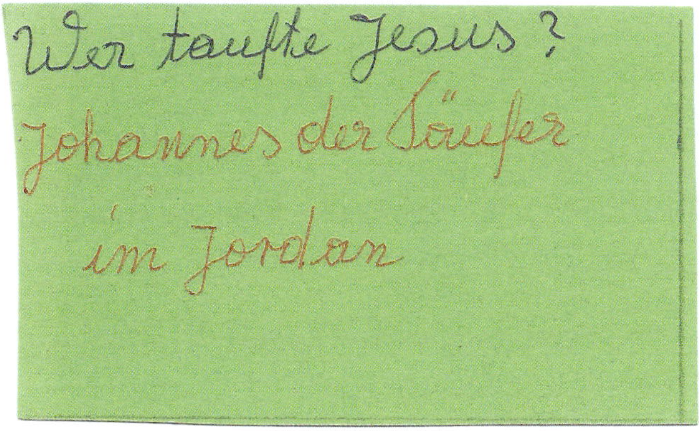
Wer taufte Jesus?
Johannes der Täufer
im Jordan

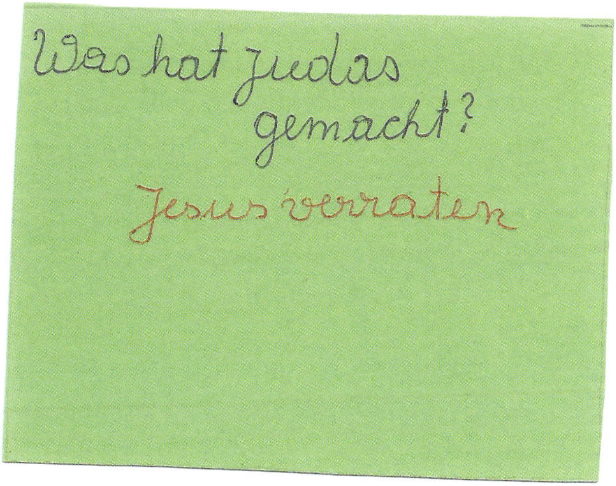
Was hat Judas
gemacht?
Jesus verraten

Mein persönlicher Zugang
alea jacta est

Stoppel rein, Wasser an, Überschwemmung.
Diebstahlsanzeige, Beschuldigungen, Kripo im Haus,
Geld im Strumpf.

Im Spiegel die Mutter sehen statt sich selbst …
abstreiten etwas gesagt oder getan zu haben,
auf Fürsorglichkeit mit Aggression reagieren.

Fast jeder, der Menschen mit demenziellen
Erkrankungen betreut, kennt diese Situationen.
Für Außenstehende oft lustige Geschichten
können für Betroffene und Angehörige
zum Horror werden.
Abhängigkeitsverhältnisse drehen sich um,
Vertrautes wird fremd, der Boden unter den Füßen
wird schwammig und jeder Tag droht mit
neuen Überraschungen.
Ja, ich kenne diese Situationen, als Krankenpfleger,
Heimleiter, vor allem aber als Angehöriger und das ist am
schwersten.

Mein Weg im Umgang mit demenzkranken Menschen
hat sich für mich erst im Gehen eröffnet.
Natürlich habe ich vieles gelernt, gelesen und erlebt.

Doch am meisten hilft mir das römische Sprichwort
„alea jacta est".
Die Würfel sind gefallen, es ist was es ist.
Oft habe ich beobachtet, wie sehr Partner, Kinder,
Angehörige versuchen, die Realität zu verdrängen.
Etwas nicht wahr haben zu wollen, lähmt und macht blind.
Viel Kraft steckt im Annehmen, was ist.
Es zulassen und sogar umarmen.
Ja, mein Partner, meine Mutter mein Vater hat
sich verändert und entspricht nicht mehr dem Bild,
das sich über Jahrzehnte aufgebaut hat.
Auch für den Betroffenen selbst bröckeln alle Bilder
von sich selbst und von der Umgebung.
Ein Mensch ist niemals nur das Bild, das andere
oder er selbst von sich haben.
Die Würde kann ihre ganze Kraft entfalten,
wenn die Annahme der Lebenssituation einzieht
und der Wunsch etwas aufrechtzuerhalten,
was nicht mehr ist, auszieht.
Dann können alle aufatmen.
Einen Wunsch hab ich:
Angenommen zu sein, wie ich bin
und wie ich sein werde.
Ja, das wünsche ich allen Menschen.

Markus Hirtler

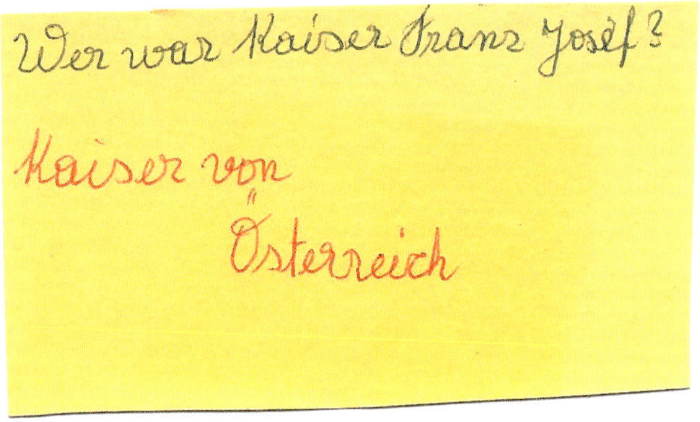
Wer war Kaiser Franz Josef?

Kaiser von Österreich

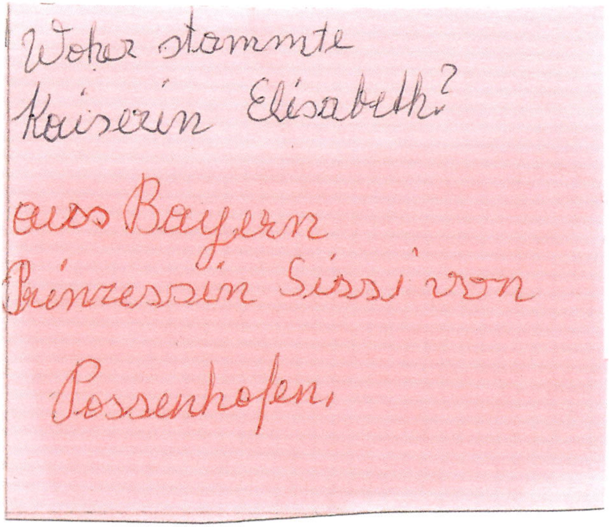
Woher stammte Kaiserin Elisabeth?

aus Bayern
Prinzessin Sissi von Possenhofen.

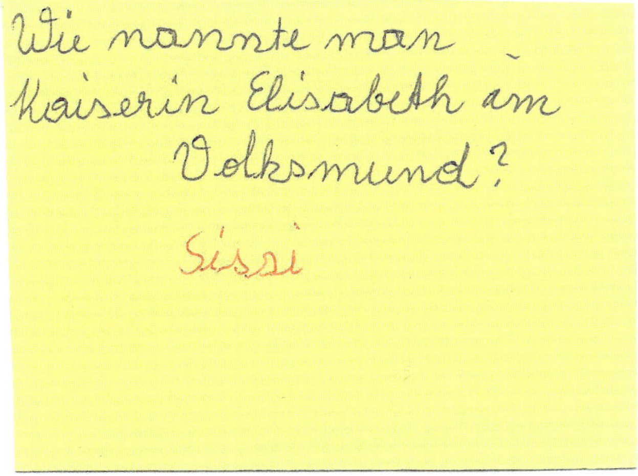

Wie nannte man Kaiserin Elisabeth im Volksmund?

Sissi

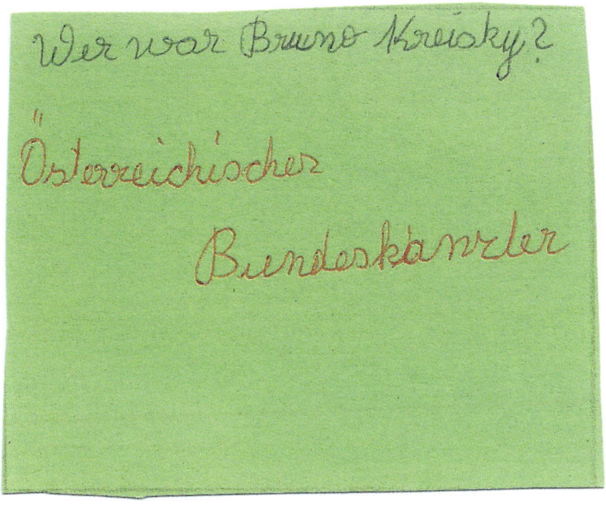

Wer war Bruno Kreisky?

Österreichischer Bundeskanzler

Wie heißt die Queen von England?

Elisabht

Wie heißt die Tochter von Königin Elsiabeht?

Prinzesin Anne

Wer hat Amerika entdeckt?

Cristoph Kolumbus

Wer war Andreas Hofer?

Freiheitskämpfer aus Tirol

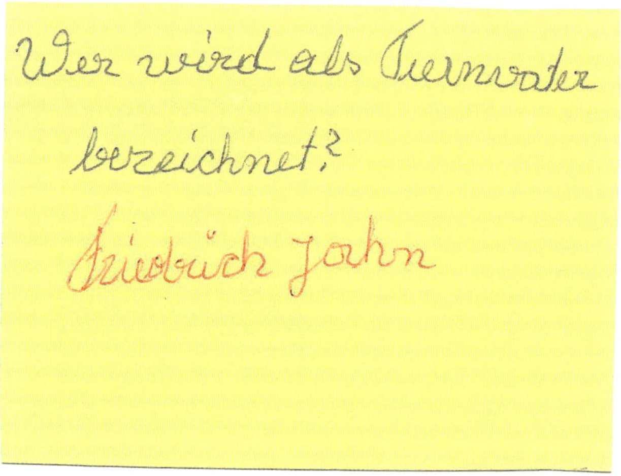
Wer wird als Turnvater bezeichnet?

Friedrich Jahn

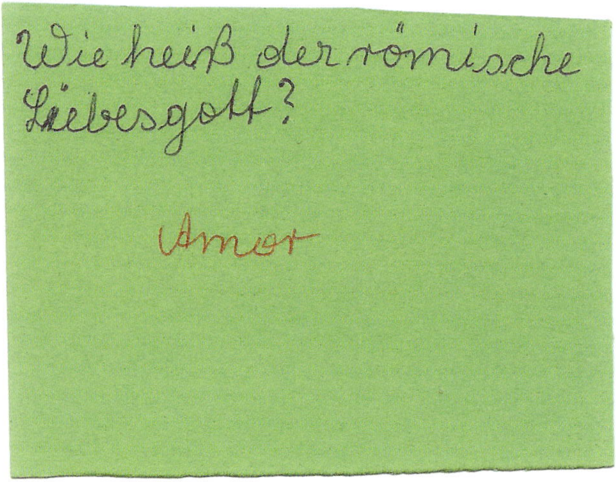
Wie heiß der römische Liebesgott?

Amor

Wie heißt die Frau von Fürst Rainer?

Grace Kelly

Wer war Grete Garbo?

Filmschauspielerin

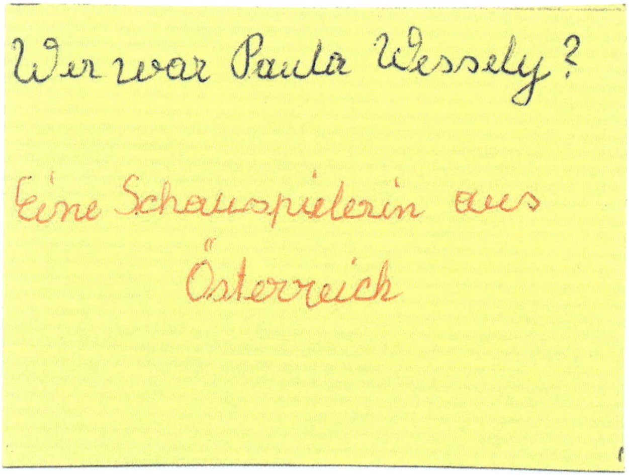

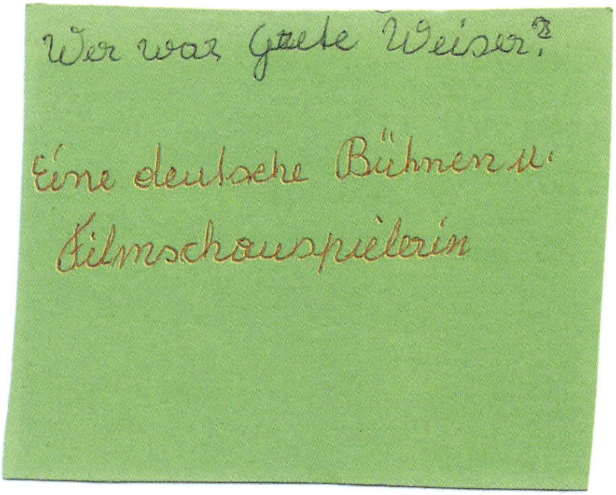

Sehen Sie gerne Filme?
Welche?
Wer ist Ihre Lieblingsschauspielerin bzw. Lieblingsschauspieler?

Eine berühmte Schauspielerin
mit dem Vornamen Romy

Schneider

Wer war Brigitte Bardot

Filmschauspielerin

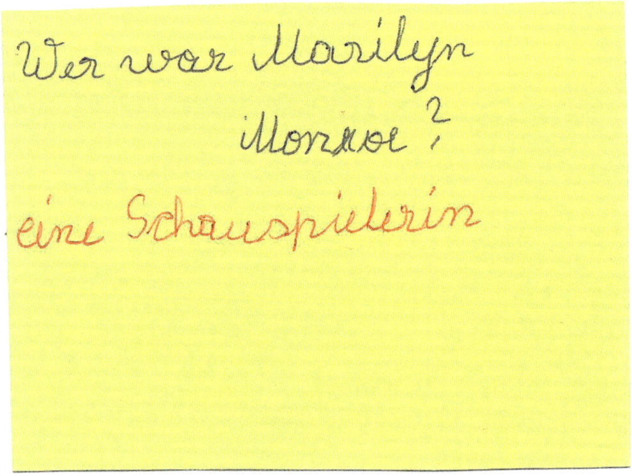
Wer war Marilyn Monroe?
eine Schauspielerin

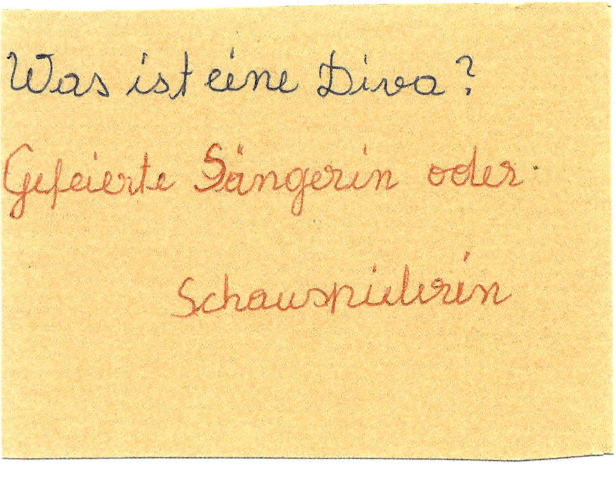
Was ist eine Diva?
Gefeierte Sängerin oder Schauspielerin

Wie hieß der Partner von Karl Farkas?

Ernst Waldbrunn

Was verbinden Sie mit Carmen?

Spanischer weiblicher Vorname, Oper, Gedicht

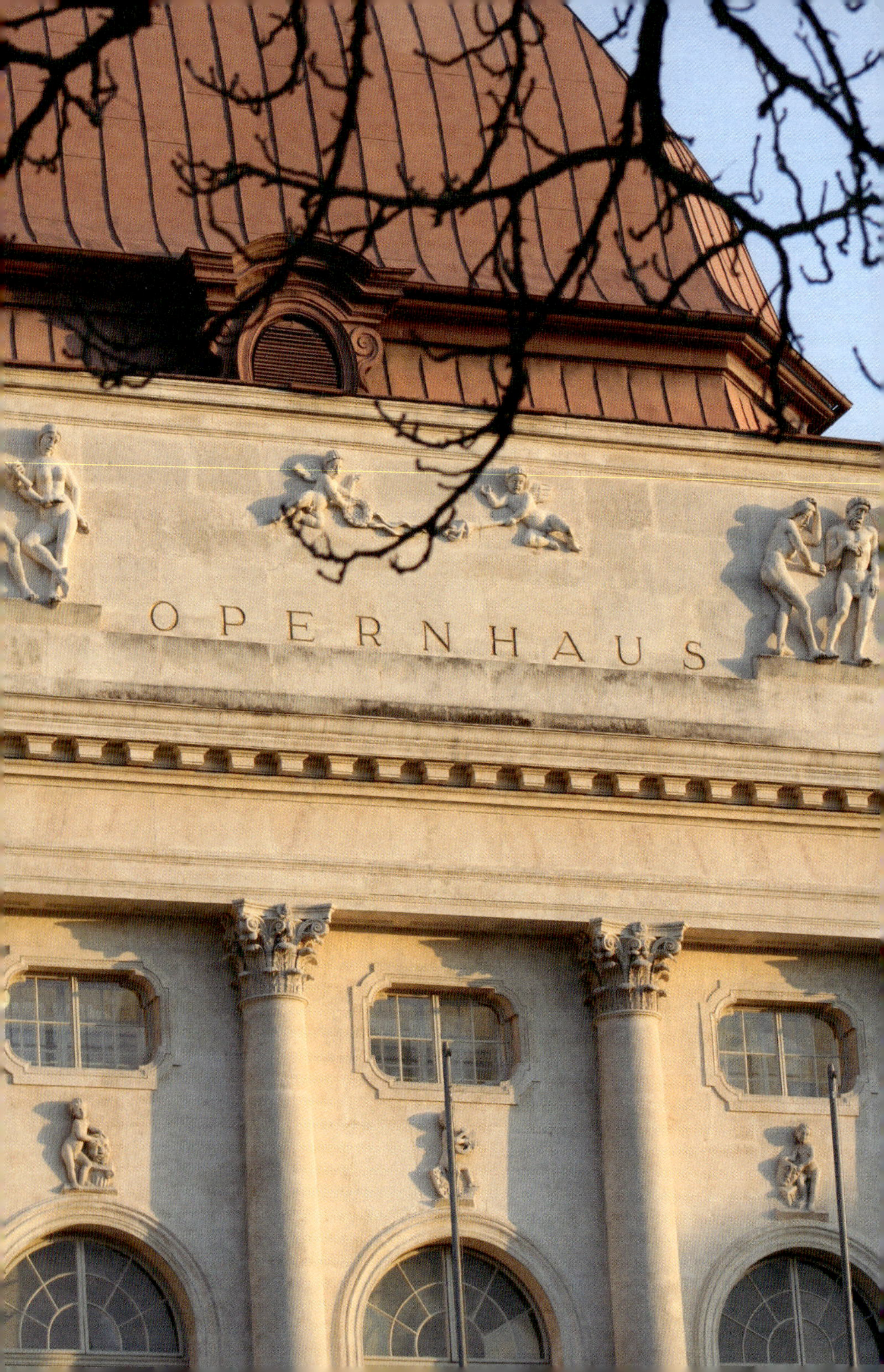
OPERNHAUS

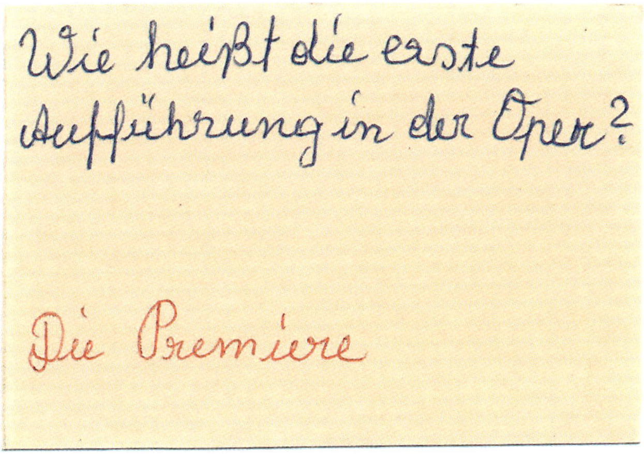

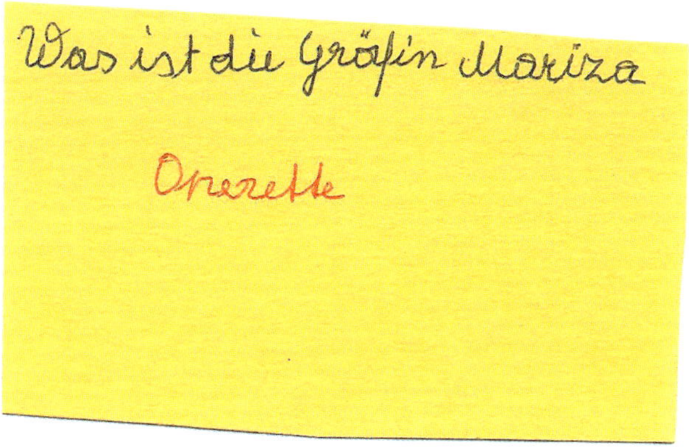

Gehen Sie gerne in die Oper oder ins Theater?

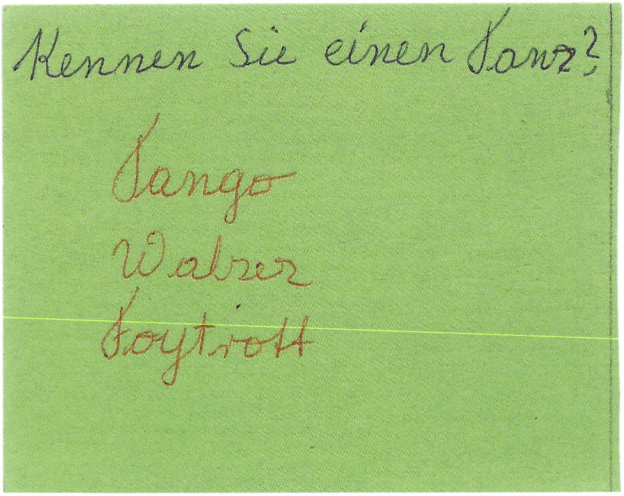
Kennen Sie einen Tanz?

Tango
Walzer
Foxtrott

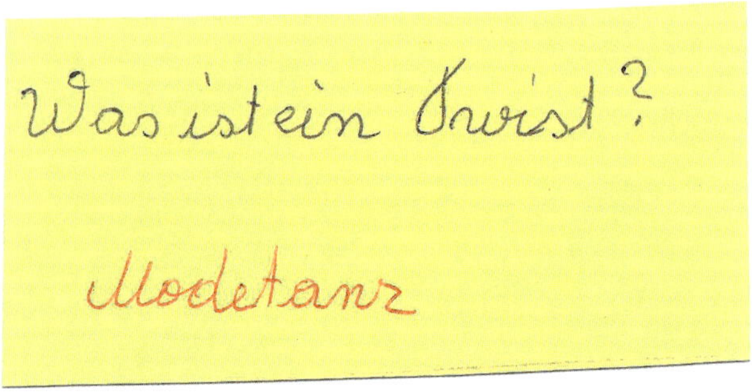
Was ist ein Twist?

Modetanz

Tanzen Sie gerne?
Welche Tänze?

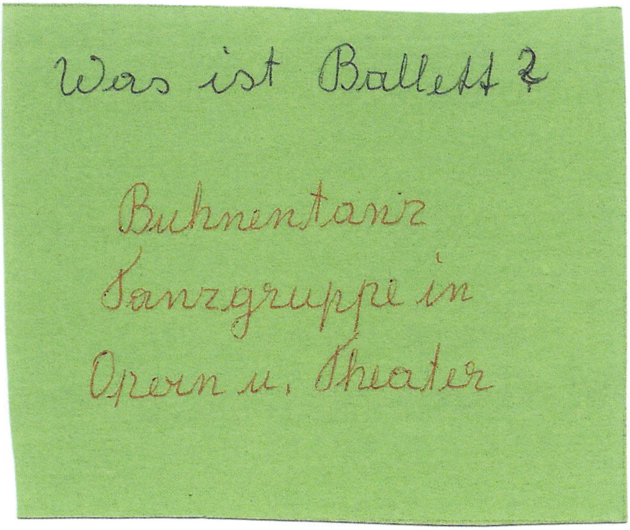
Was ist Ballett?

Buhnentanz
Tanzgruppe in
Opern u. Theater

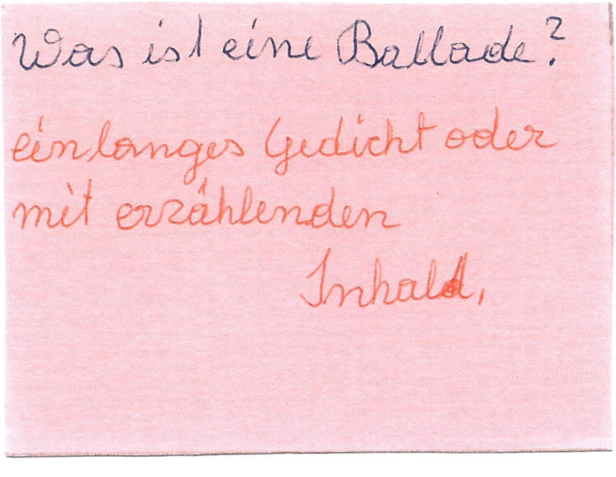
Was ist eine Ballade?
ein langes Gedicht oder
mit erzählenden
Inhald,

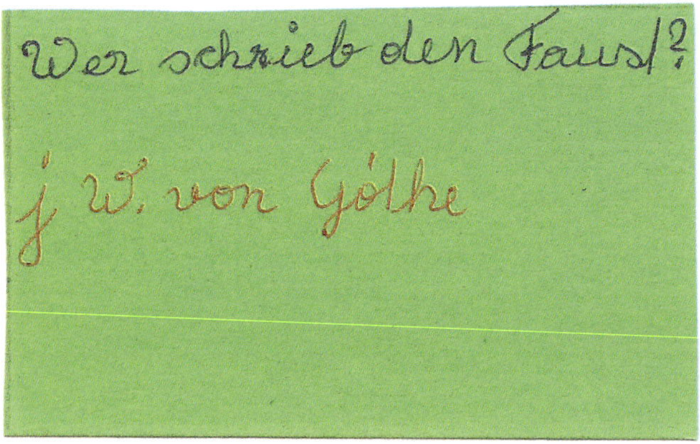
Wer schrieb den Fausl?
j W. von Göthe

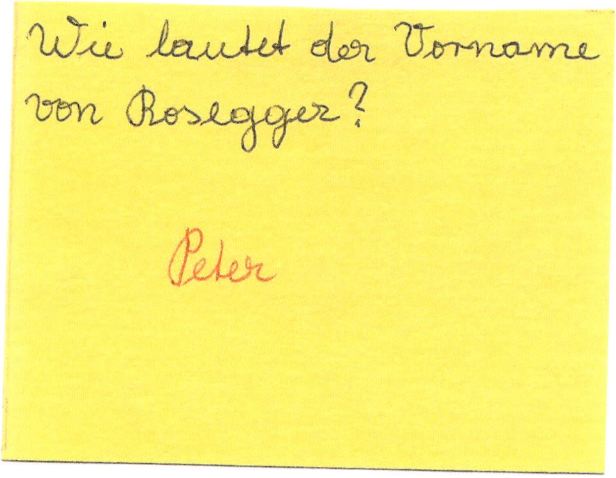
Wie lautet der Vorname von Rosegger?
Peter

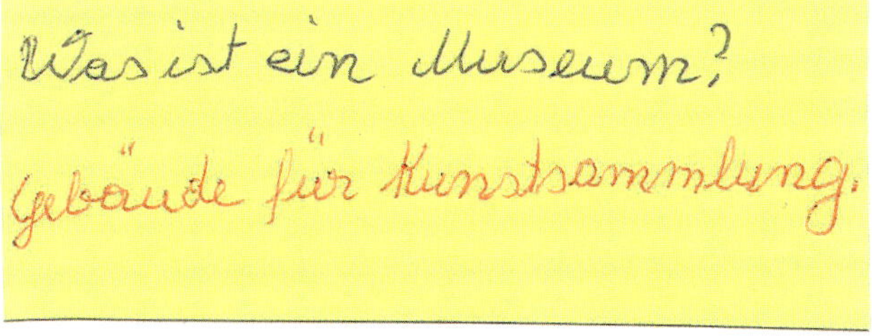

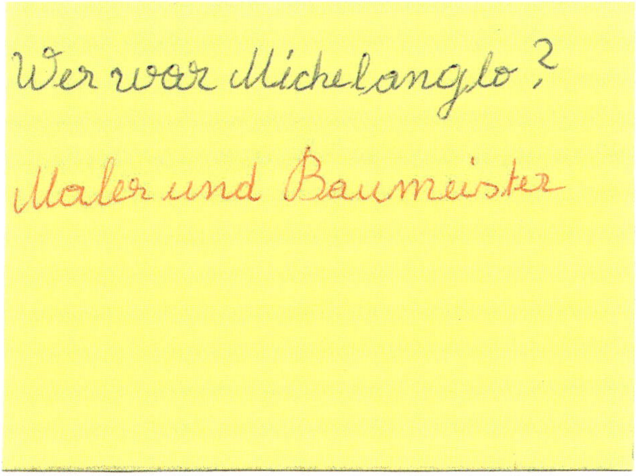

Gehen Sie gerne ins Museum?

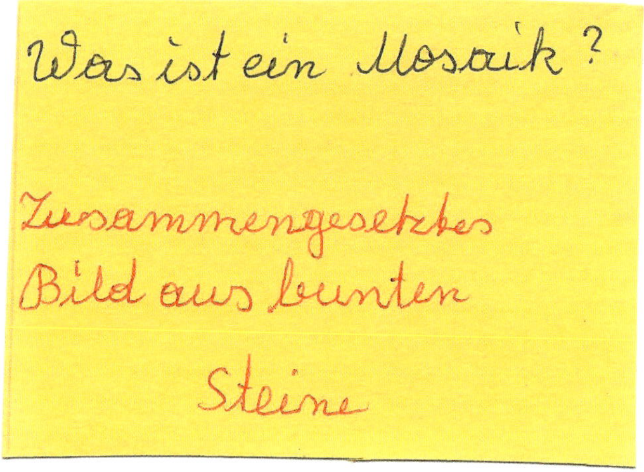
Was ist ein Mosaik?

Zusammengesetztes
Bild aus bunten
Steine

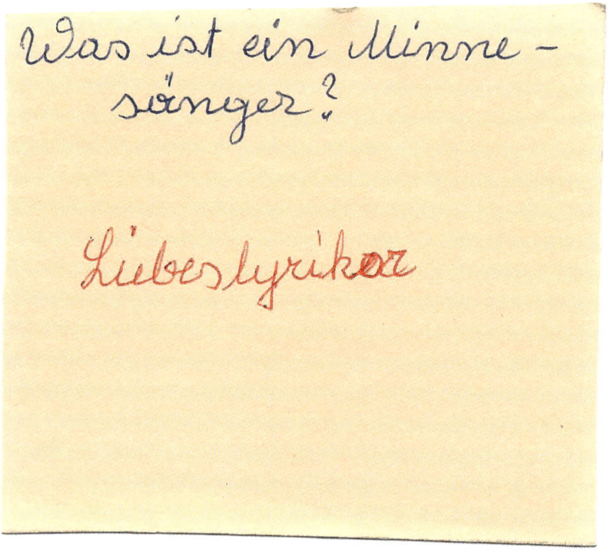
Was ist ein Minne-
sänger?

Liebeslyriker

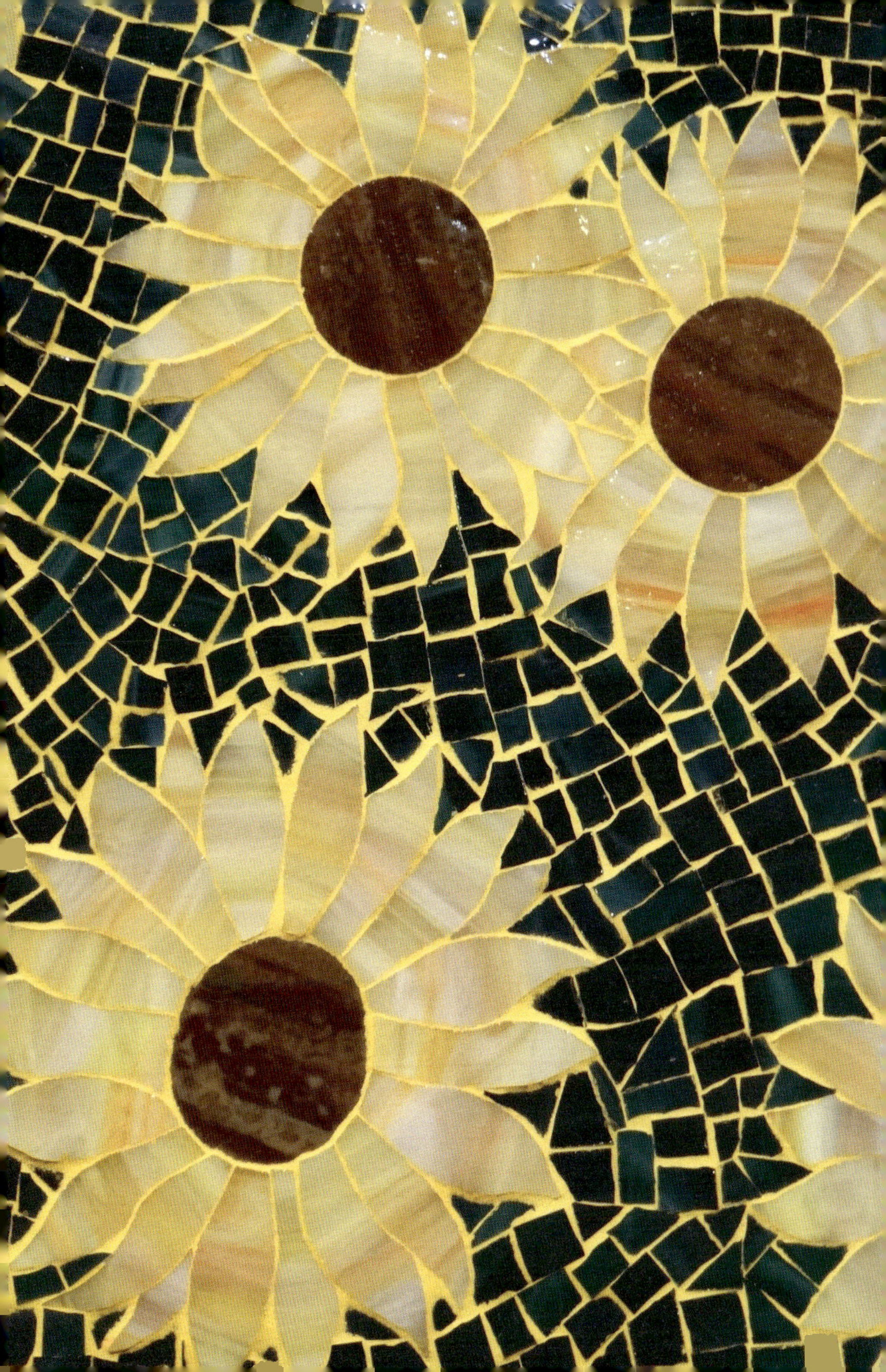

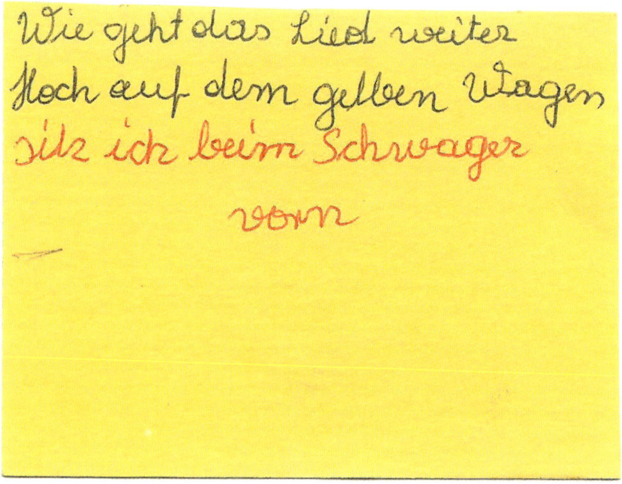

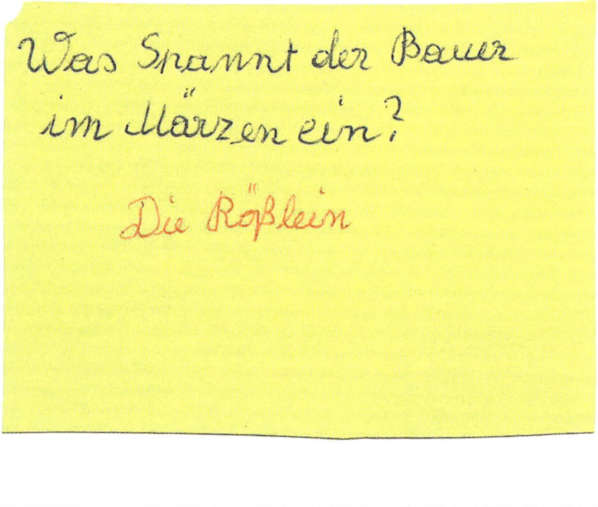

Singen Sie gerne?

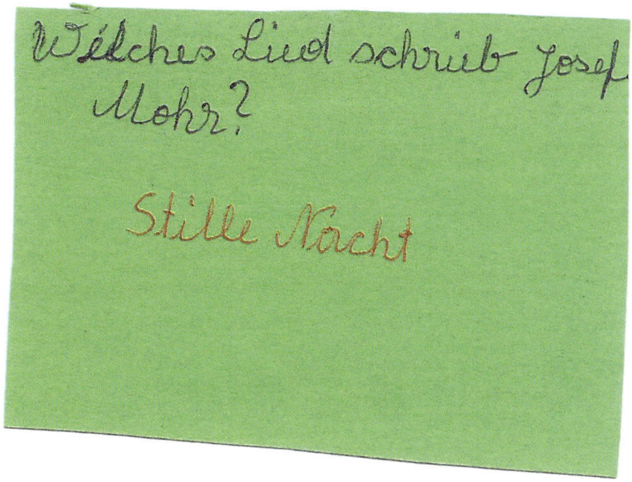

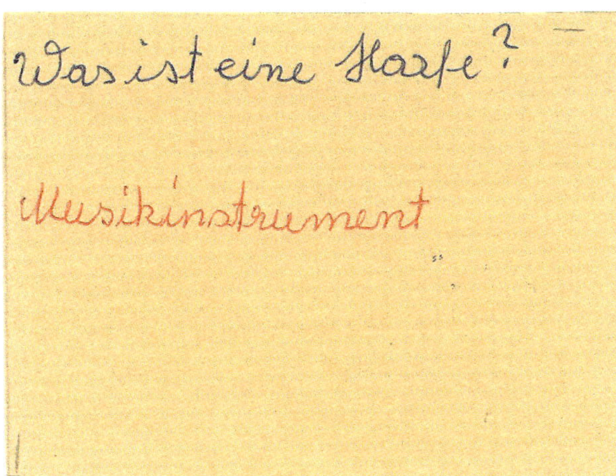

Spielen Sie ein Instrument?
Welches?

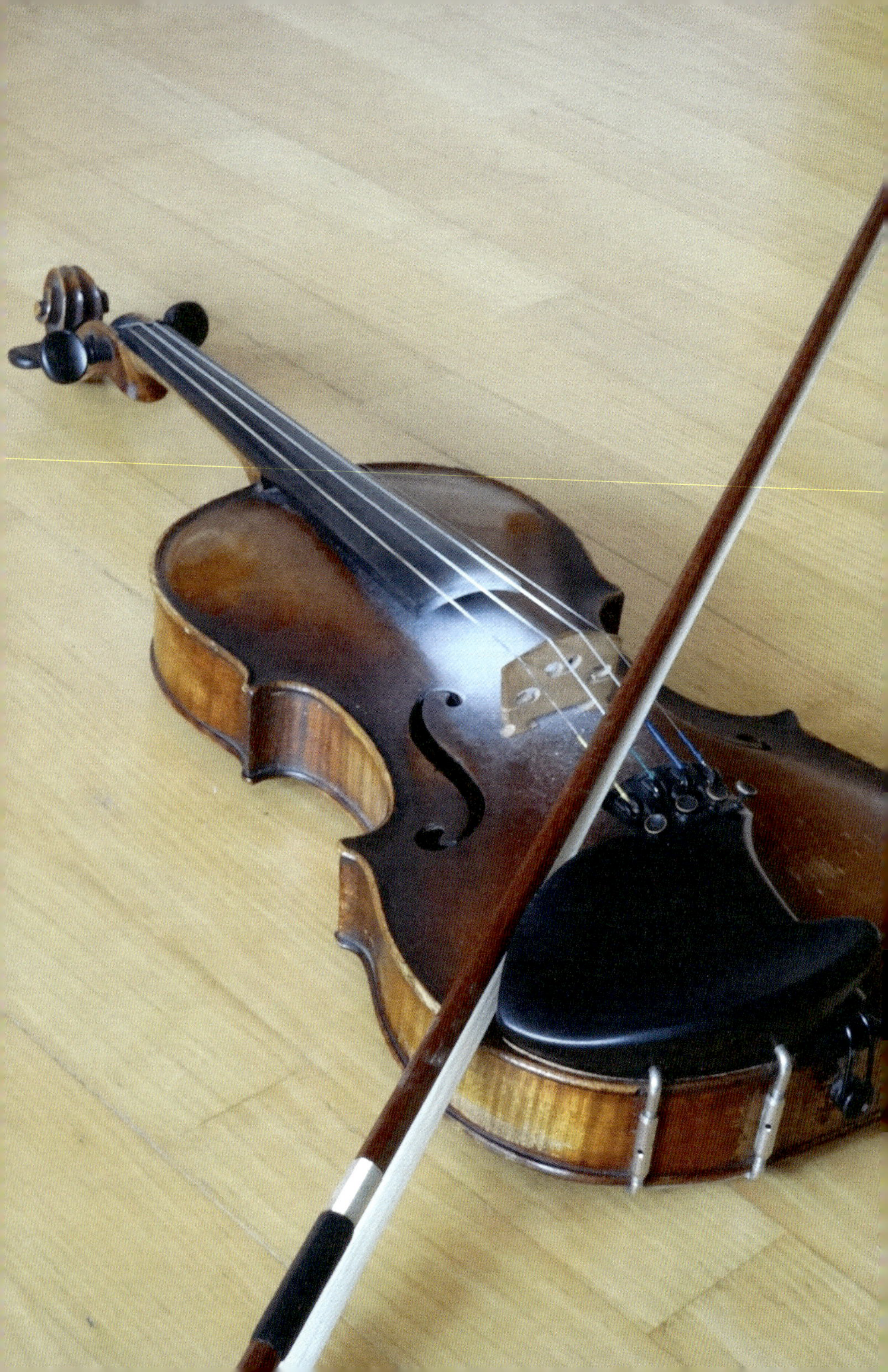

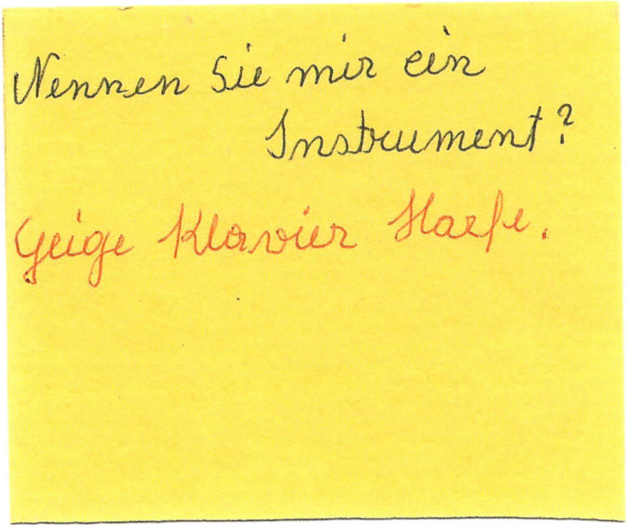
Nennen Sie mir ein Instrument?

Geige Klavier Harfe.

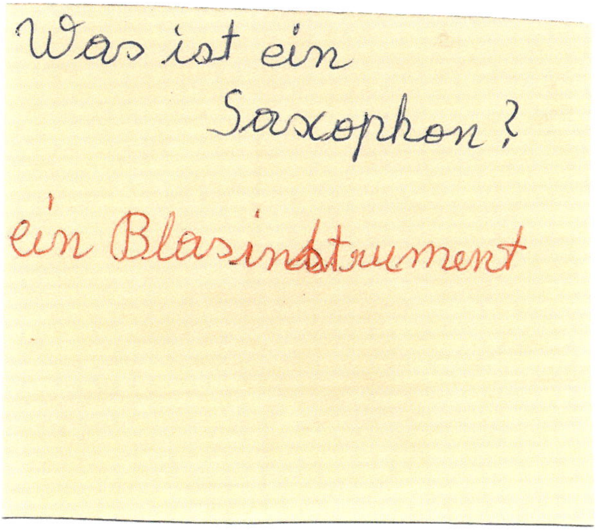
Was ist ein Saxophon?

ein Blasinstrument

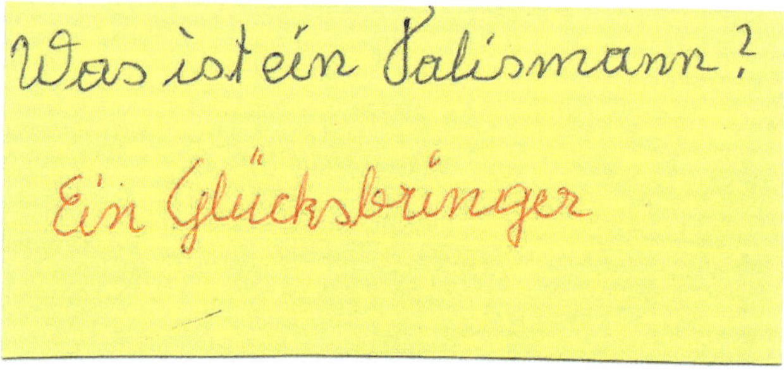
Was ist ein Talismann?

Ein Glücksbringer

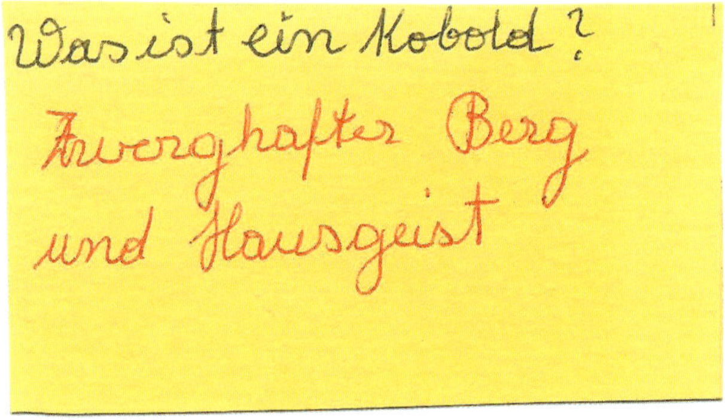
Was ist ein Kobold?

Zwerghafter Berg und Hausgeist

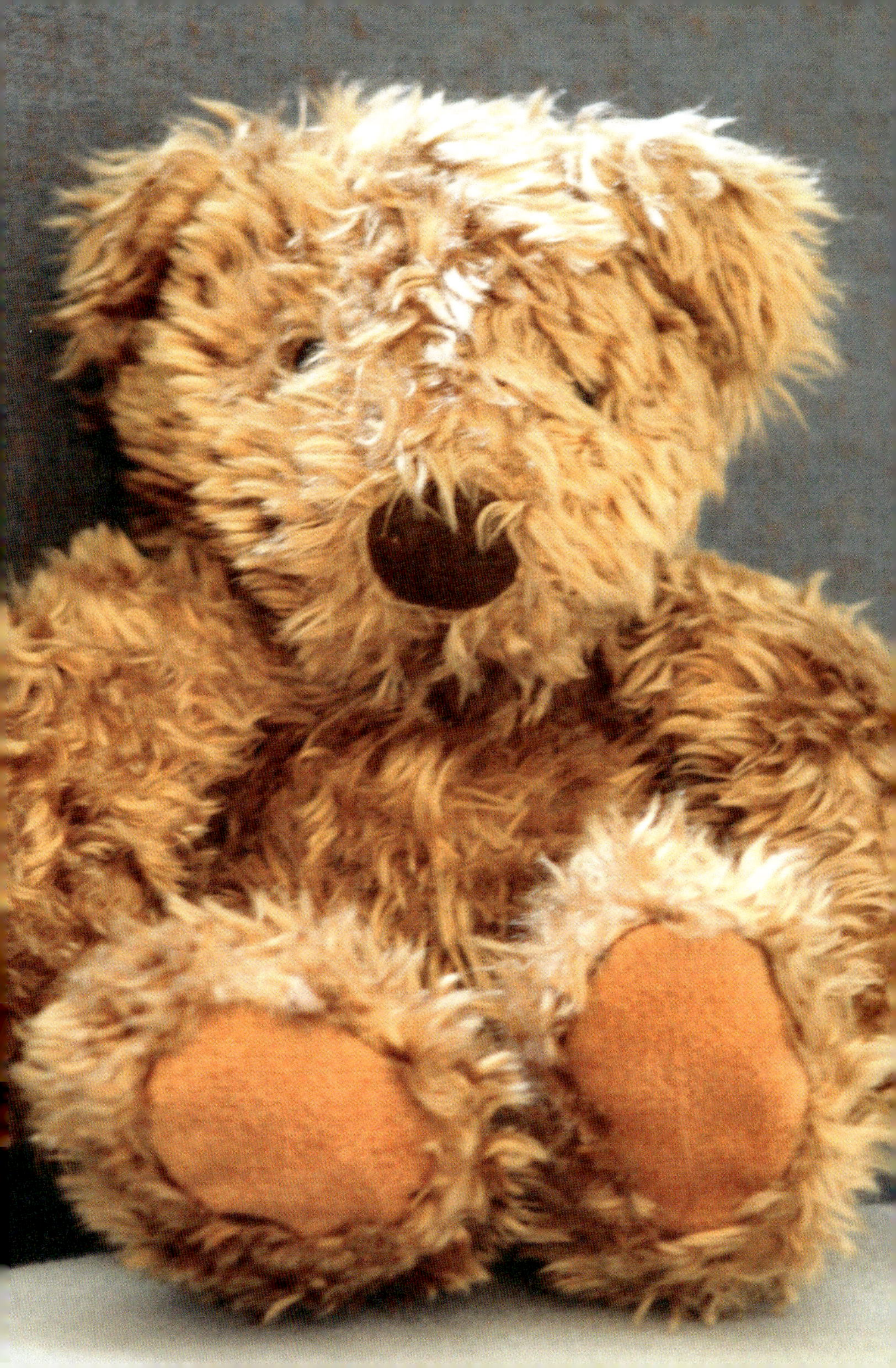

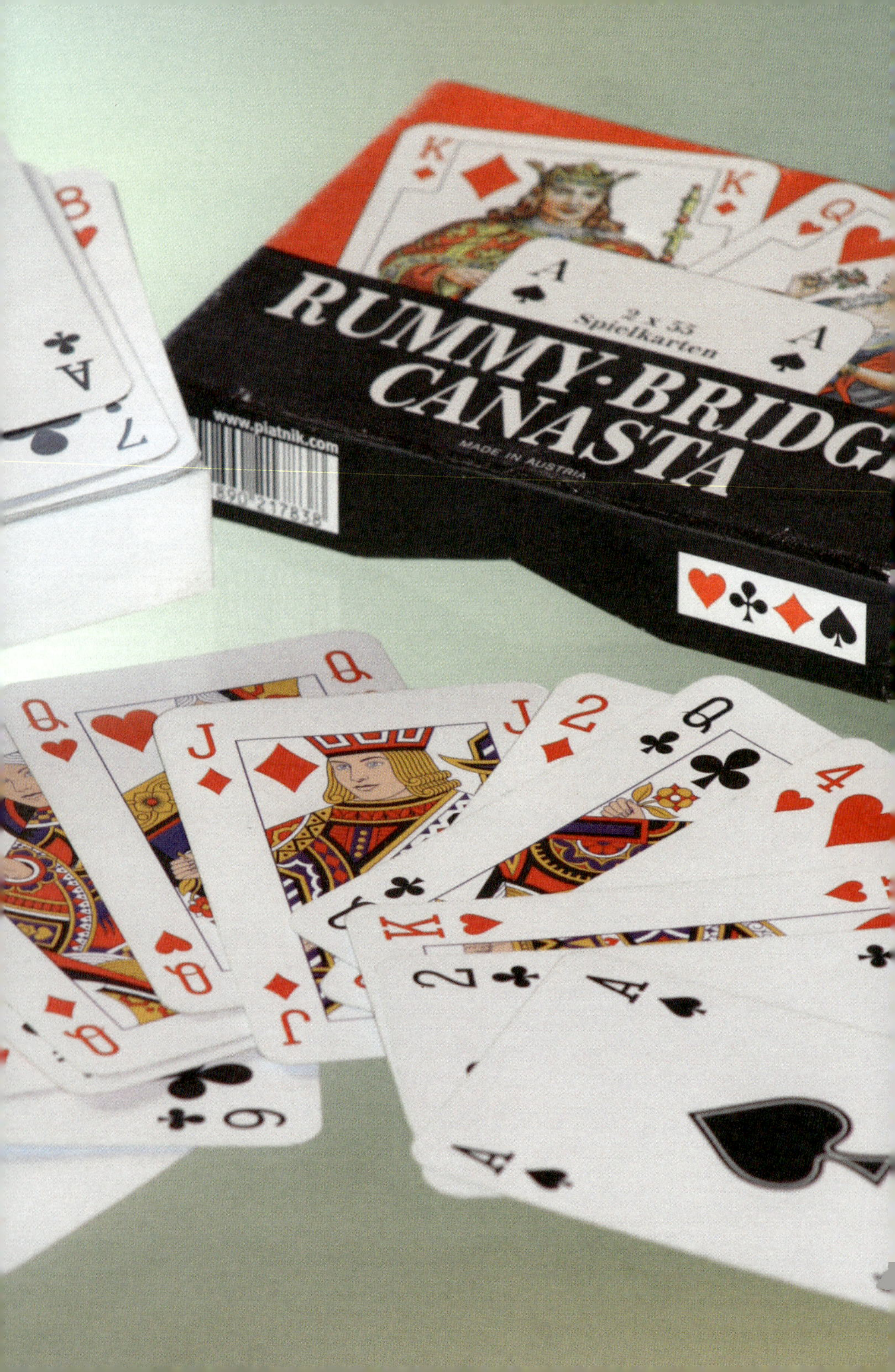

RUMMY·BRIDGE
CANASTA
2 x 55
Spielkarten
www.piatnik.com
MADE IN AUSTRIA

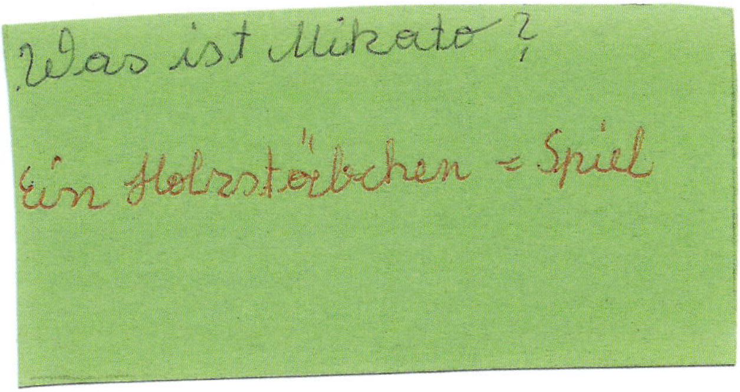

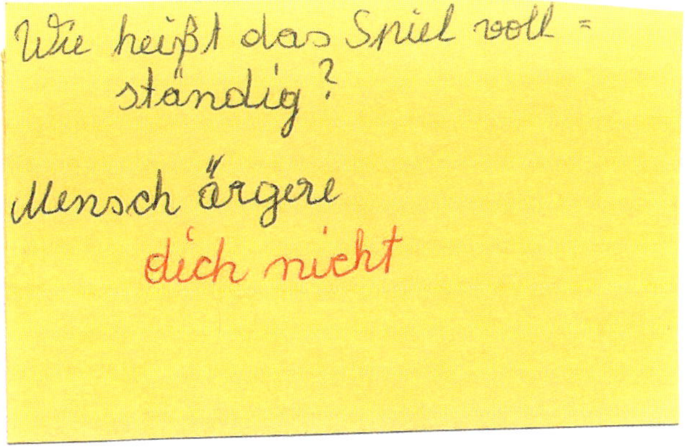

Spielen Sie gern?
Welche Spiele?

Wieviele Spieler hat
eine Fußballmannschaft?

Elf.

Wenn alle Neun beim
Kegeln umfallen, hat man
eine?

Sau

Wie hieß der Partner von Dick?

Doof

Was ist ein Western?

ein Film mit Caoboys und Indianer

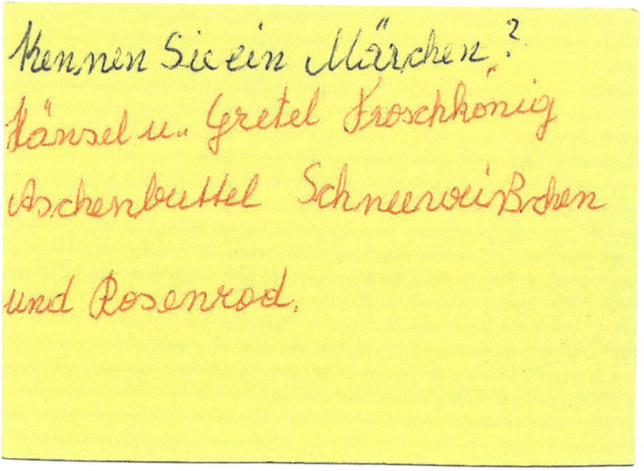
Kennen Sie ein Märchen?
Hänsel u. Gretel Froschkönig
Aschenbuttel Schneeweißchen
und Rosenrod.

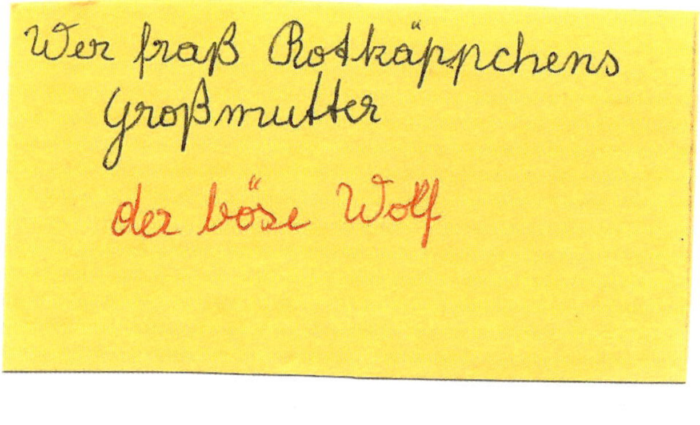
Wer fraß Rotkäppchens
Großmutter
der böse Wolf

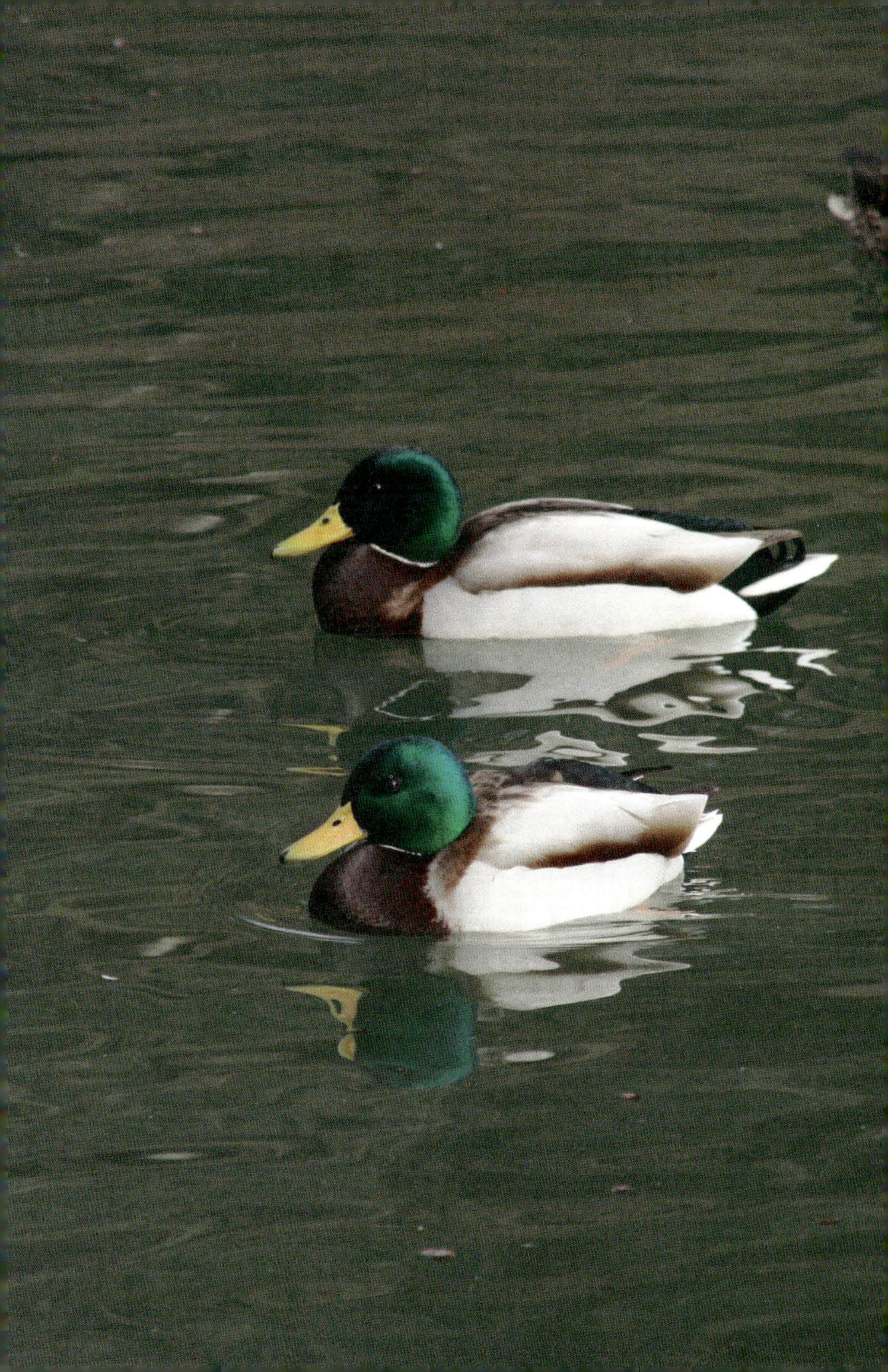

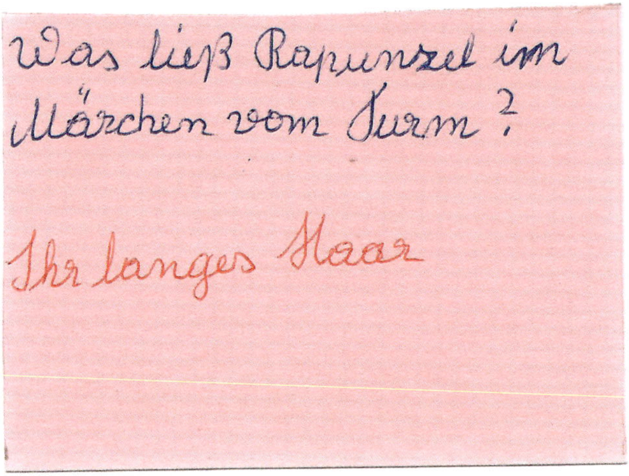

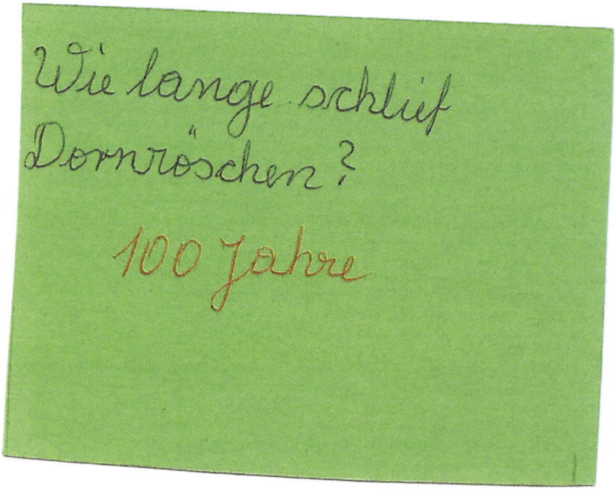

Welches ist Ihr Lieblingsmärchen?
Warum?

Wirst du meine Würde schützen?

Wirst du mir auch im hohen Alter Hoffnung
und den Blick auf Zukunft offen halten?
Wirst du meine Wünsche und
Entscheidungen achten,
statt mich zu manipulieren?
Kannst du mir dann geduldig
Begegnung ermöglichen,
statt mich vorzuführen?
Wirst du deine Hilflosigkeit gegenüber
meiner zunehmenden Gebrechlichkeit
und Hilflosigkeit aushalten, statt ärgerlich zu werden?
Wird dir mein Leben
– trotz nachlassender Denkfähigkeit –
ebenso wertvoll erscheinen wie deines?
Wirst du mir mit respektvoller Achtsamkeit
begegnen können,
statt mir über den Kopf zu streicheln
oder mich im Gesicht zu tätscheln?

Dr. Traude Hönig

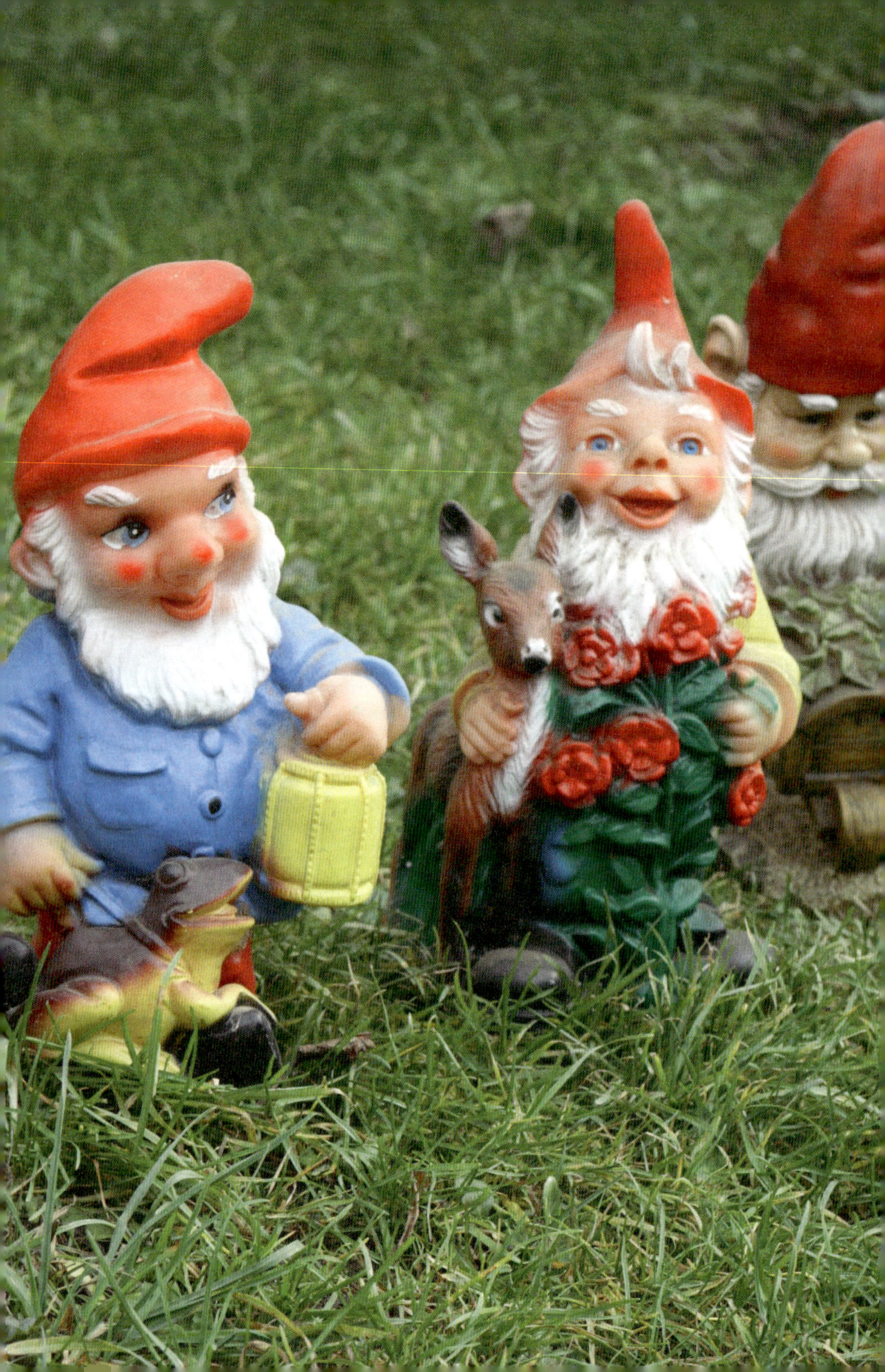

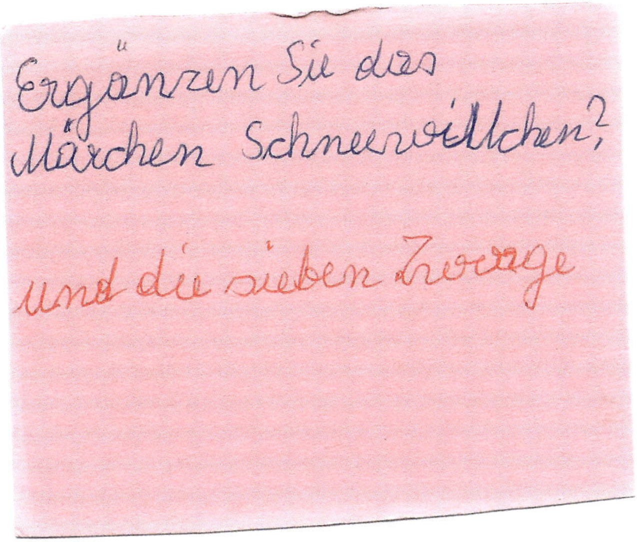
Ergänzen Sie das
Märchen Schneewittchen?

und die sieben Zwerge

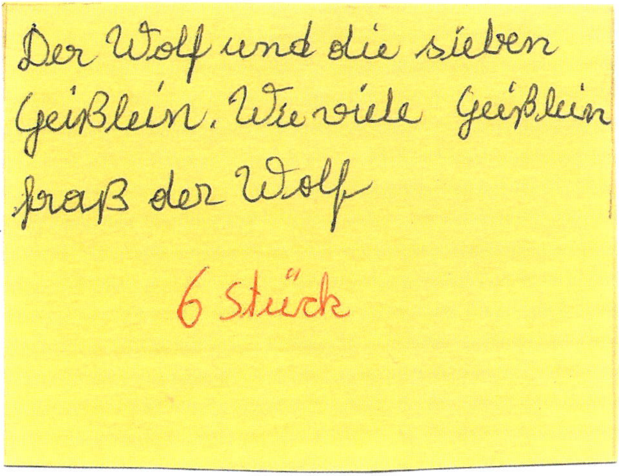
Der Wolf und die sieben
Geißlein. Wie viele Geißlein
fraß der Wolf

6 Stück

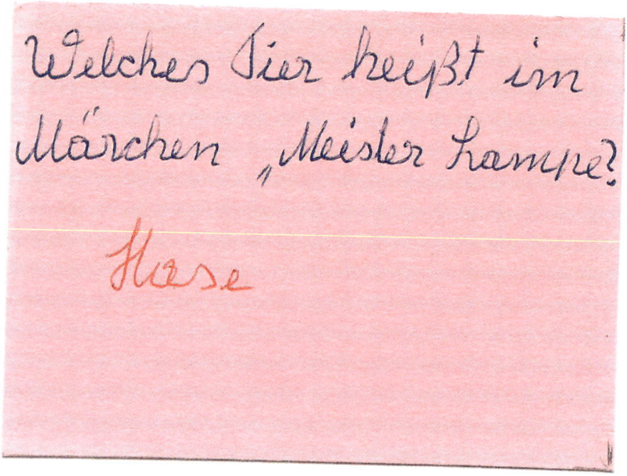

Welches Tier heißt im Märchen „Meister Lampe?

Hase

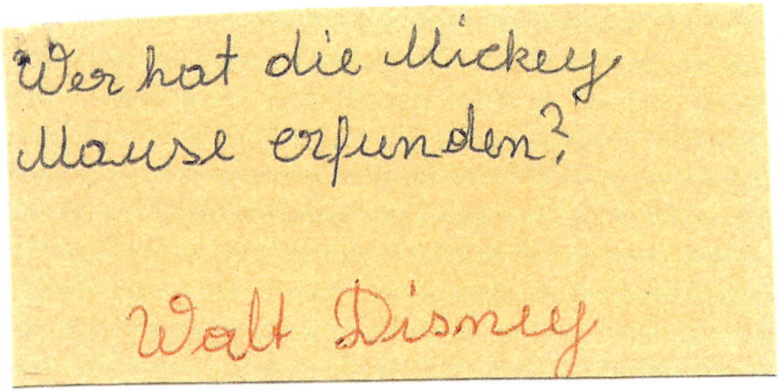

Wer hat die Mickey Mause erfunden?

Walt Disney

Wie geht das Sprichwort weider? Der Krug geht Solange zum Brunnen?

bis er bricht

Wer frißt in der Not Fliegen

der Teufel

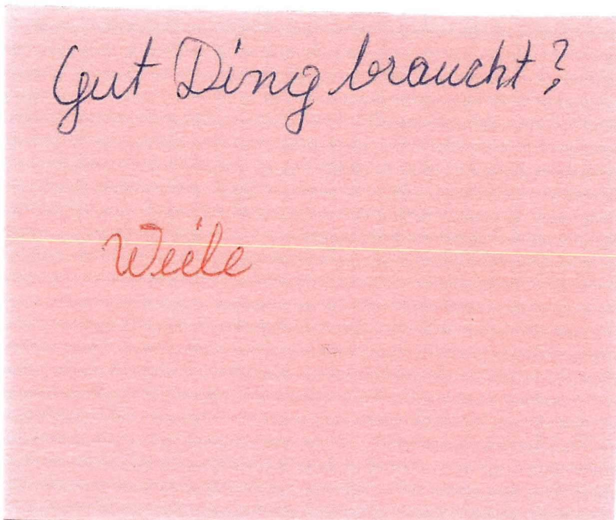
Gut Ding braucht?
Weile

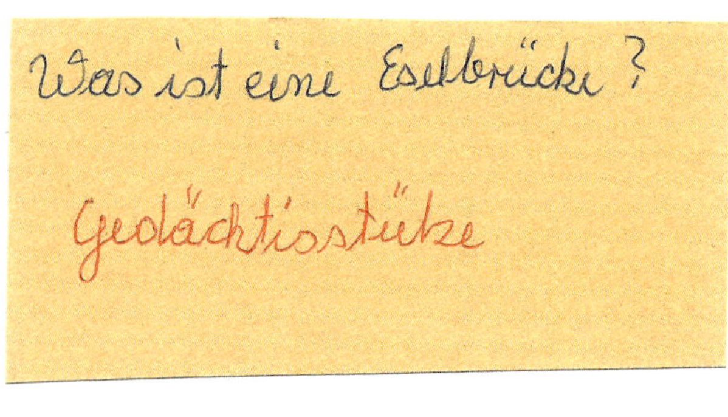
Was ist eine Eselbrücke?
Gedächtisstütze

Was ist ein Evergren?

für längere Zeit beliebtes Musikstück

Was ist ein Kamm?

Frisiergerät und Bergrücken

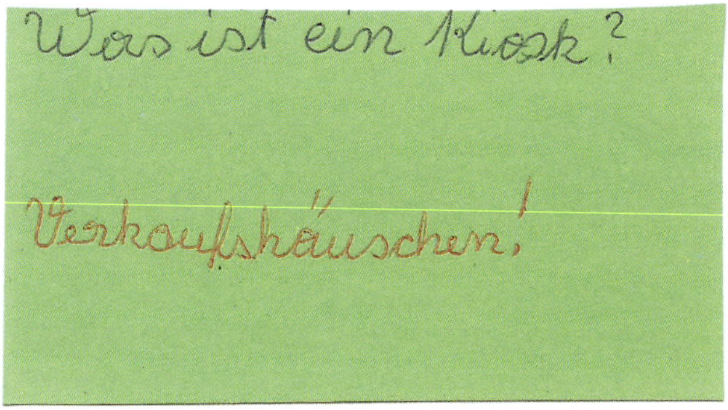
Was ist ein Kiosk?

Verkaufshäuschen!

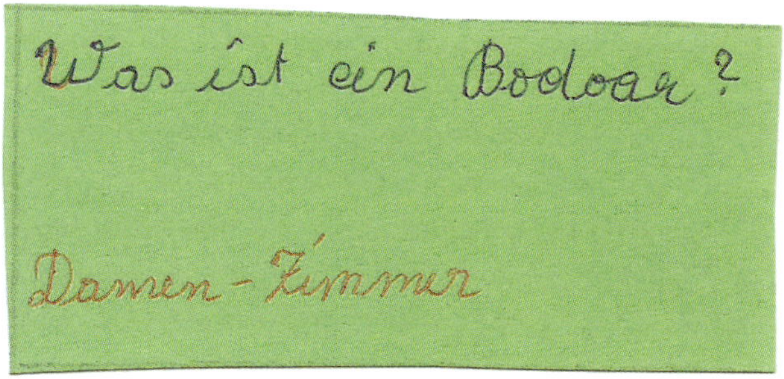
Was ist ein Bodoar?

Damen-Zimmer

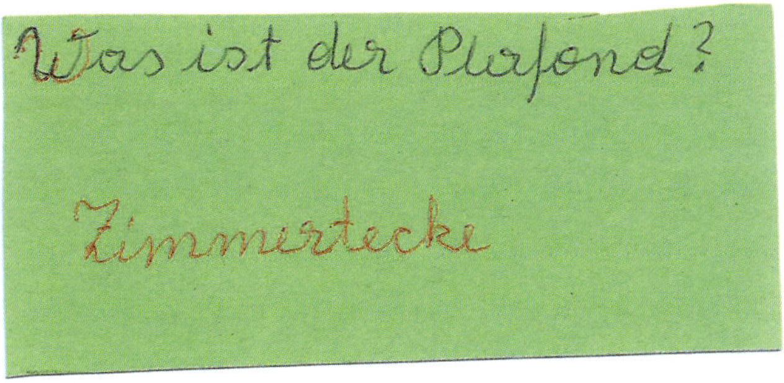
Was ist der Plafond?

Zimmertecke

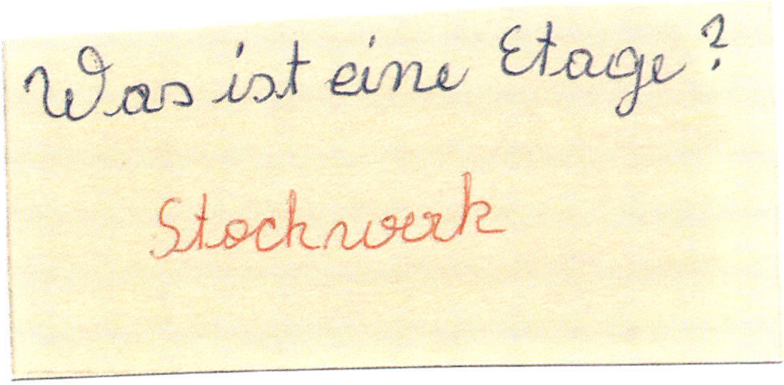
Was ist eine Etage?

Stockwerk

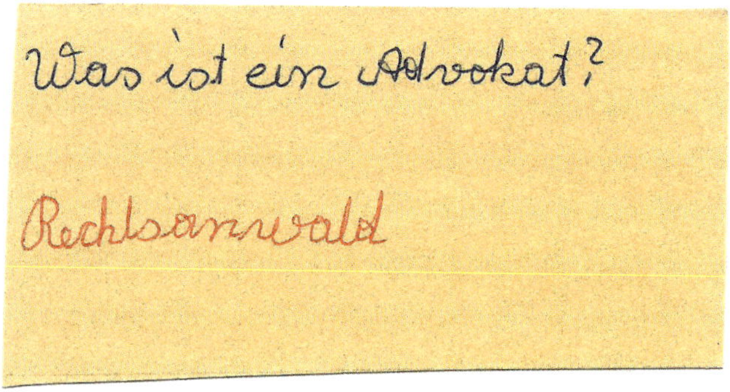

Was ist ein Advokat?

Rechtsanwald

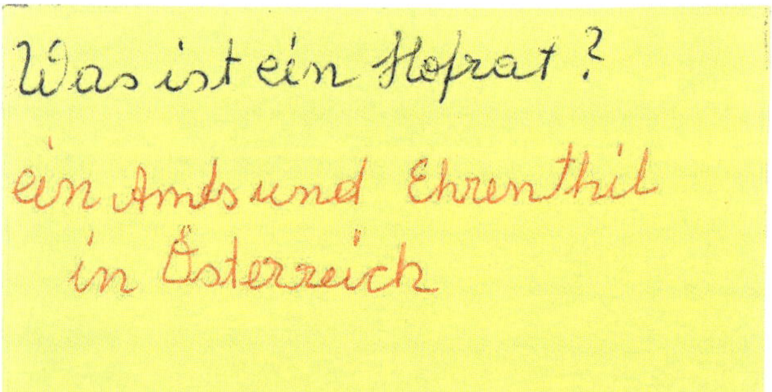

Was ist ein Hofrat?

ein Amts und Ehrenthil
in Österreich

Was ist ein Detektiv?

Spürt Vergehen und
Verbrechen auf
Ermittelt amtlich oder
privat

Was ist eine Exekutive

Staatliche Vollziehungs
gewalt Polizei

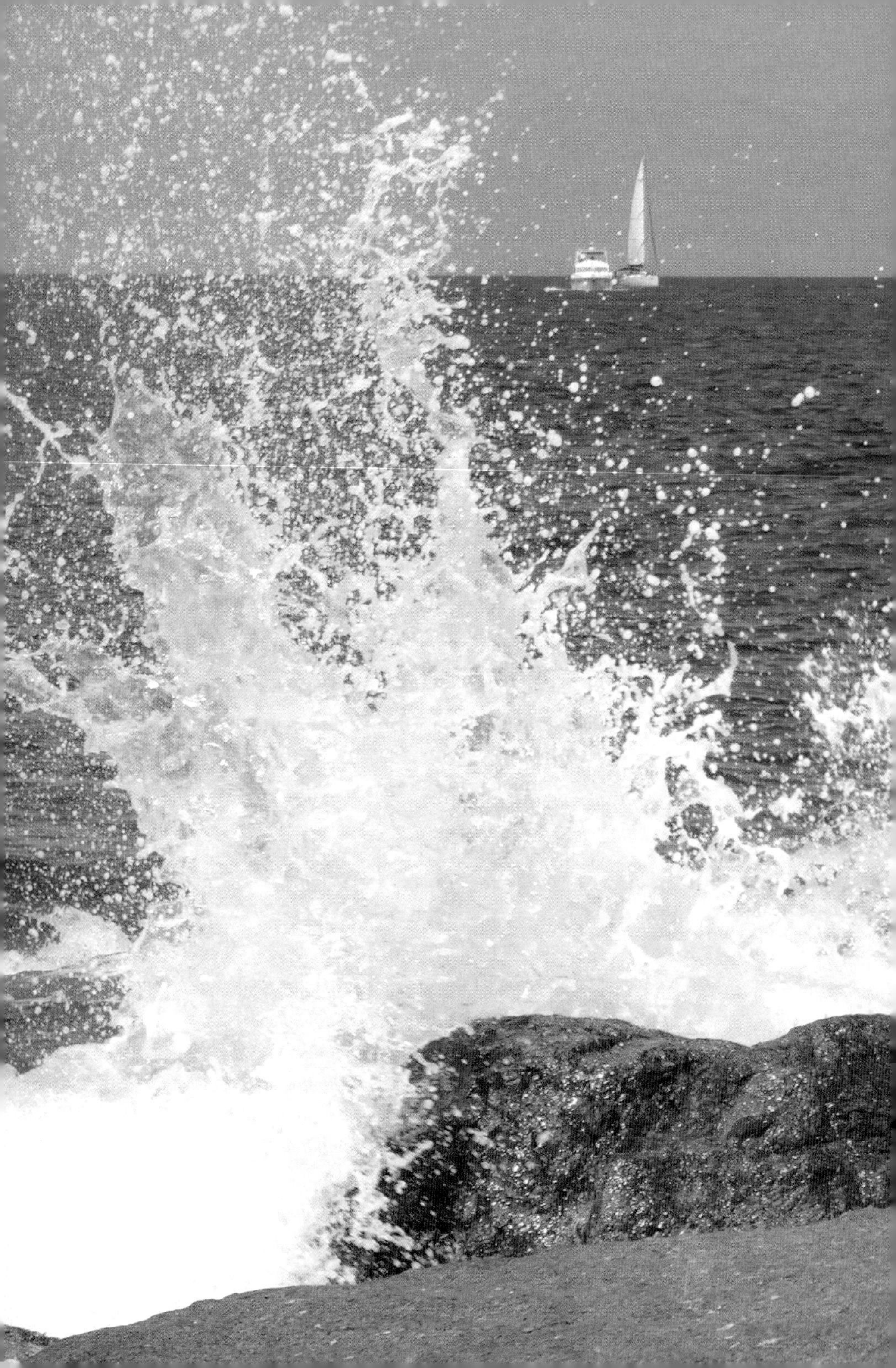

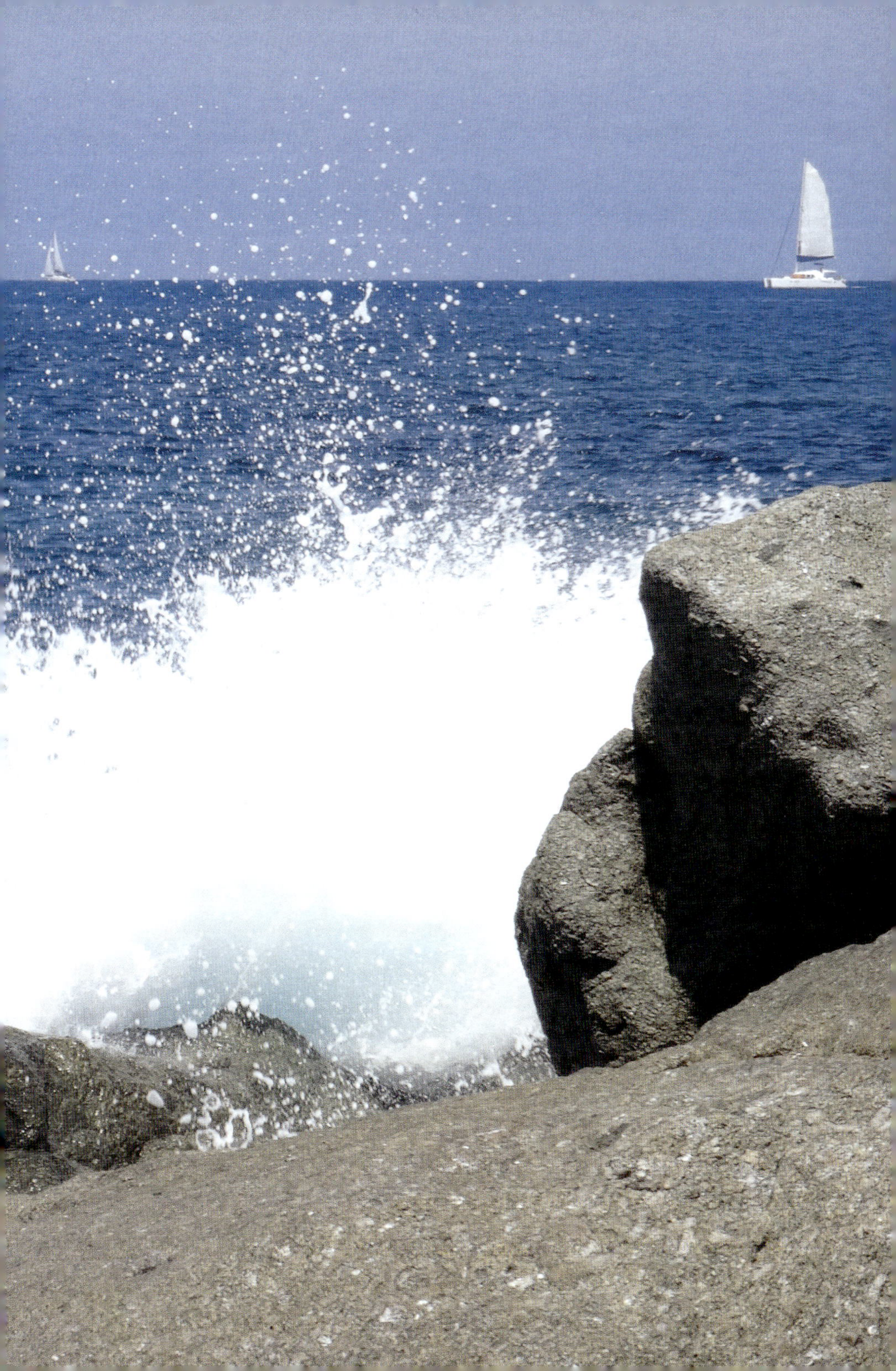

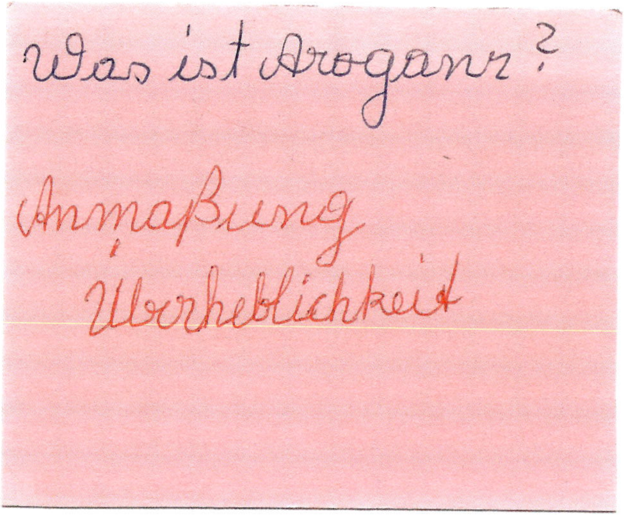

Was ist Arroganz?

Anmaßung

Überheblichkeit

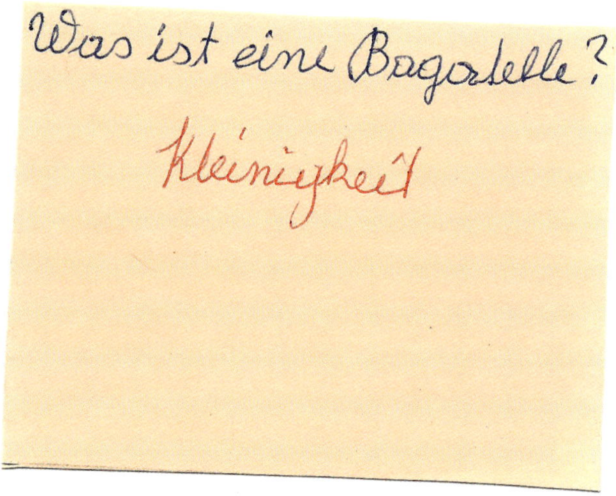

Was ist eine Bagatelle?

Kleinigkeit

eine „Bagage" ist eine

schlechte Gesellschaft

Die Rente ist?

Altersgeld

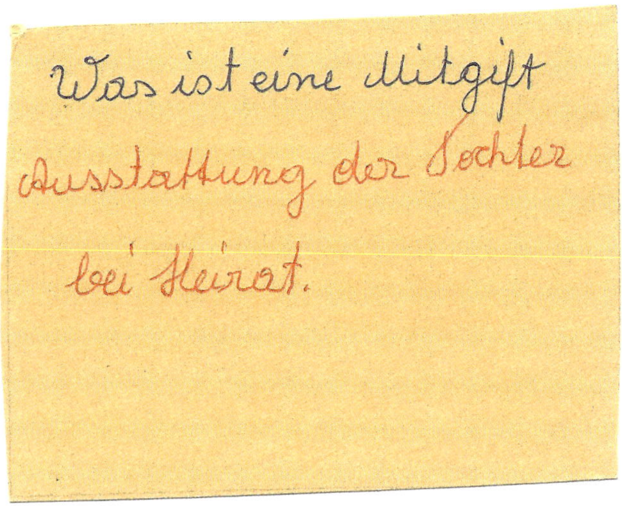
Was ist eine Mitgift
Ausstattung der Tochter
bei Heirat.

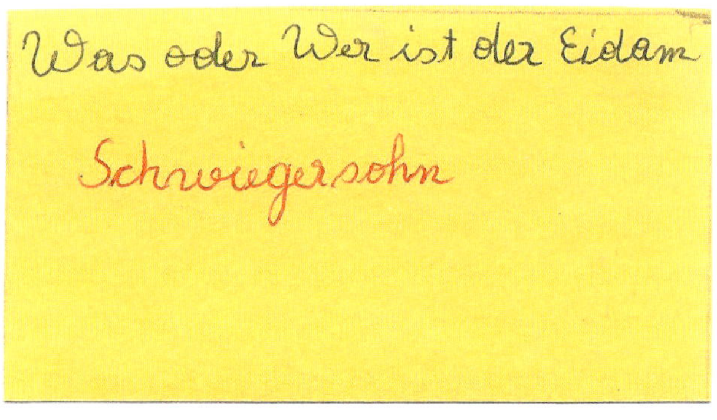
Was oder Wer ist der Eidam
Schwiegersohn

Was ist ein Rendezvous

Stelldichein

Treffen eines Liebespaar

Was ist ein Casanova?

Frauenheld

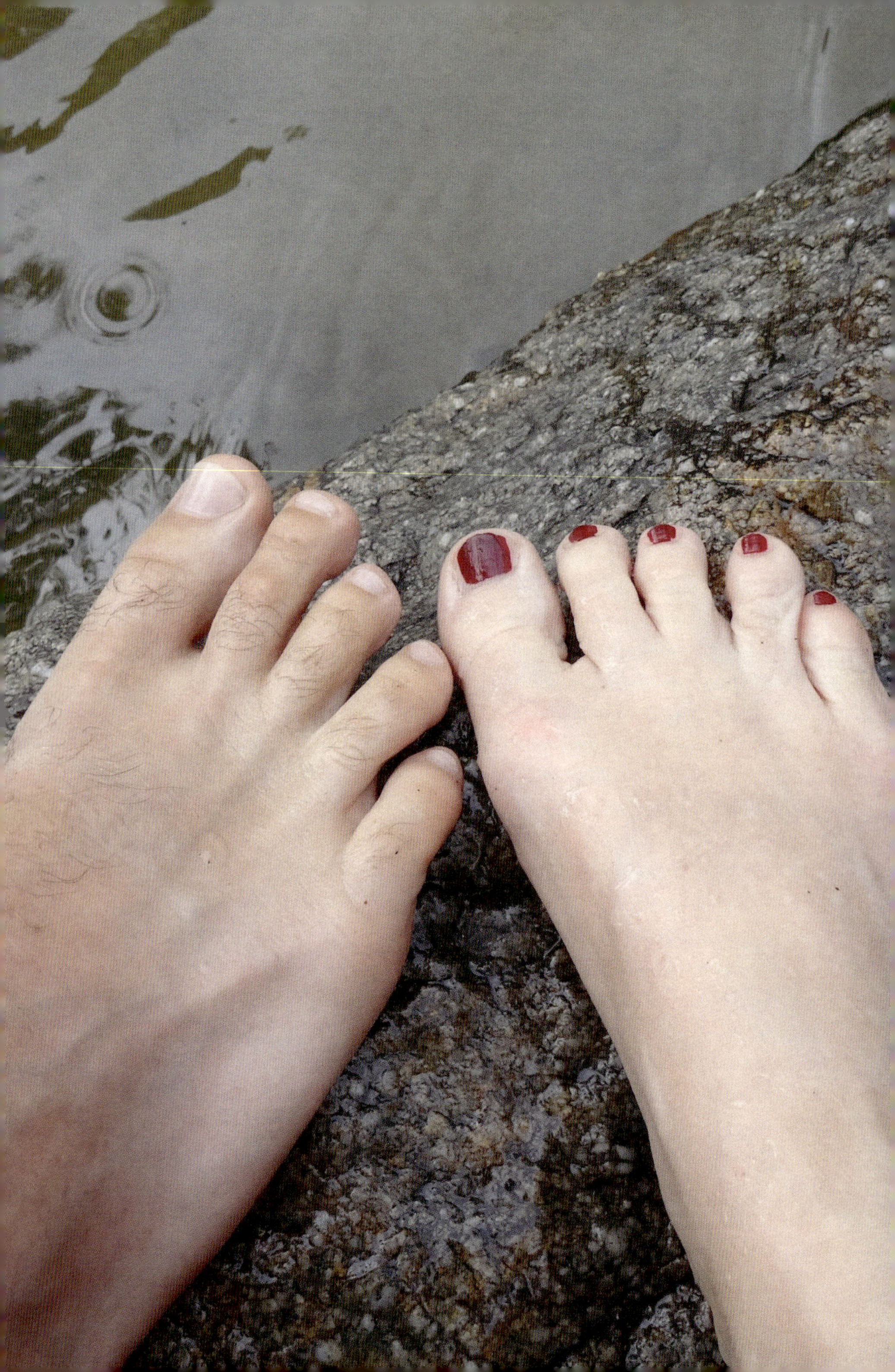

mein
mein kleiner
mein kleiner Zeh
mein kleiner Zeh tut
mein kleiner Zeh tut weh
mein kleiner Zeh tut weh, oh je!

manchmal sind es Kleinigkeiten,
die uns große Not bereiten.

heilt der kleine Zechen nicht,
hilft uns eine neue Sicht.

die Schmerzen lindert diese kaum.
hilft uns aber doch,
auf das Gute zu schau´n.

nur
nur mein
nur mein kleiner
nur mein kleiner Zeh
nur mein kleiner Zeh tut
nur mein kleiner Zeh tut weh
nur mein kleiner Zeh tut weh, ok!

Markus Hirtler

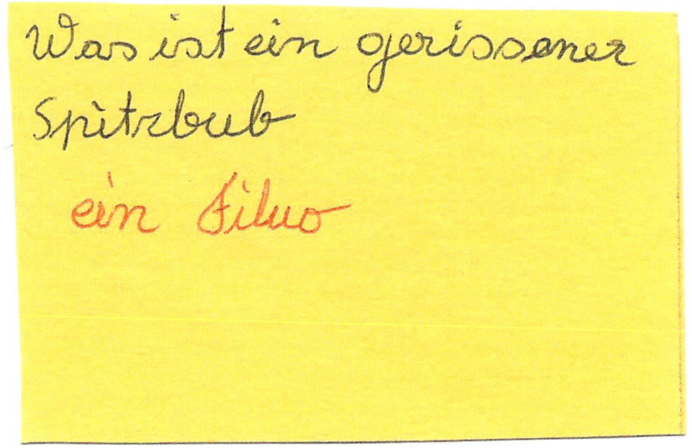
Was ist ein gerissener
Spitzbub
ein Filuo

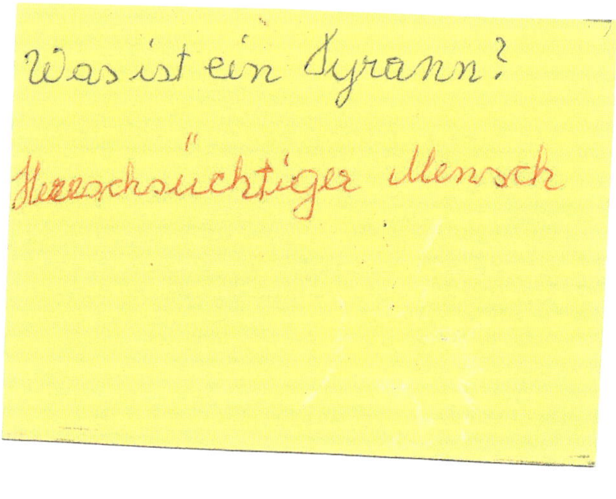
Was ist ein Tyrann?
Herrschsüchtiger Mensch

Was ist anonym?

ohne Namensnennung

Was heißt marode?

ermüdet kranklich

Was heißt Meschugge?

verrückt

Was heißt „apart"?

„reizvoll, eigenartig"

Was bedeutet „ad acta"?

zu den Akten legen oder
als erledigt betrachten

Was heißt „korrigieren"?

verbessern.

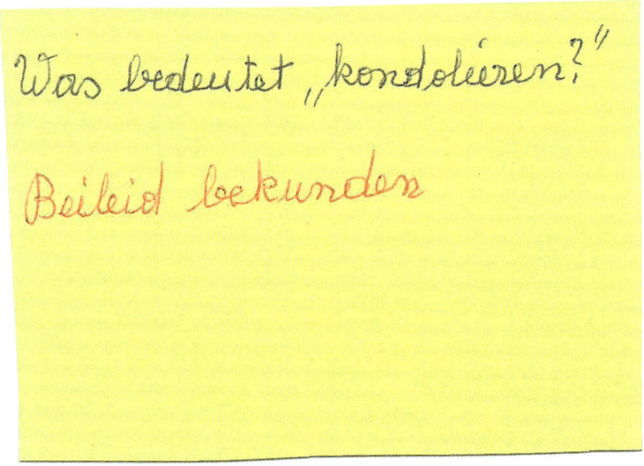
Was bedeutet „kondolieren?“

Beileid bekunden

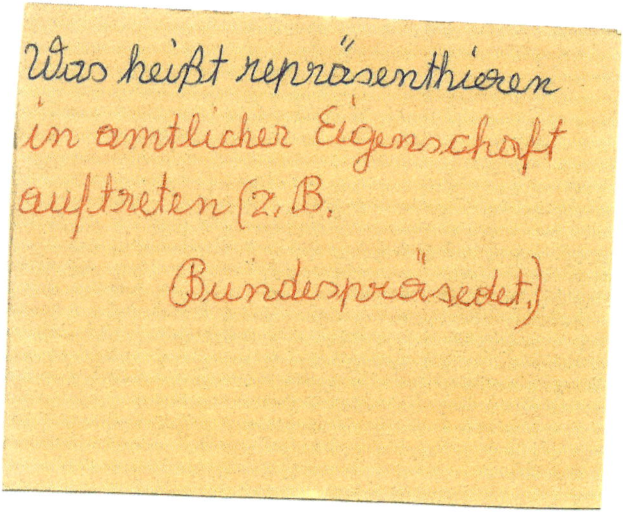
Was heißt repräsenthieren

in amtlicher Eigenschaft auftreten (z.B.

Bundespräsedet.)

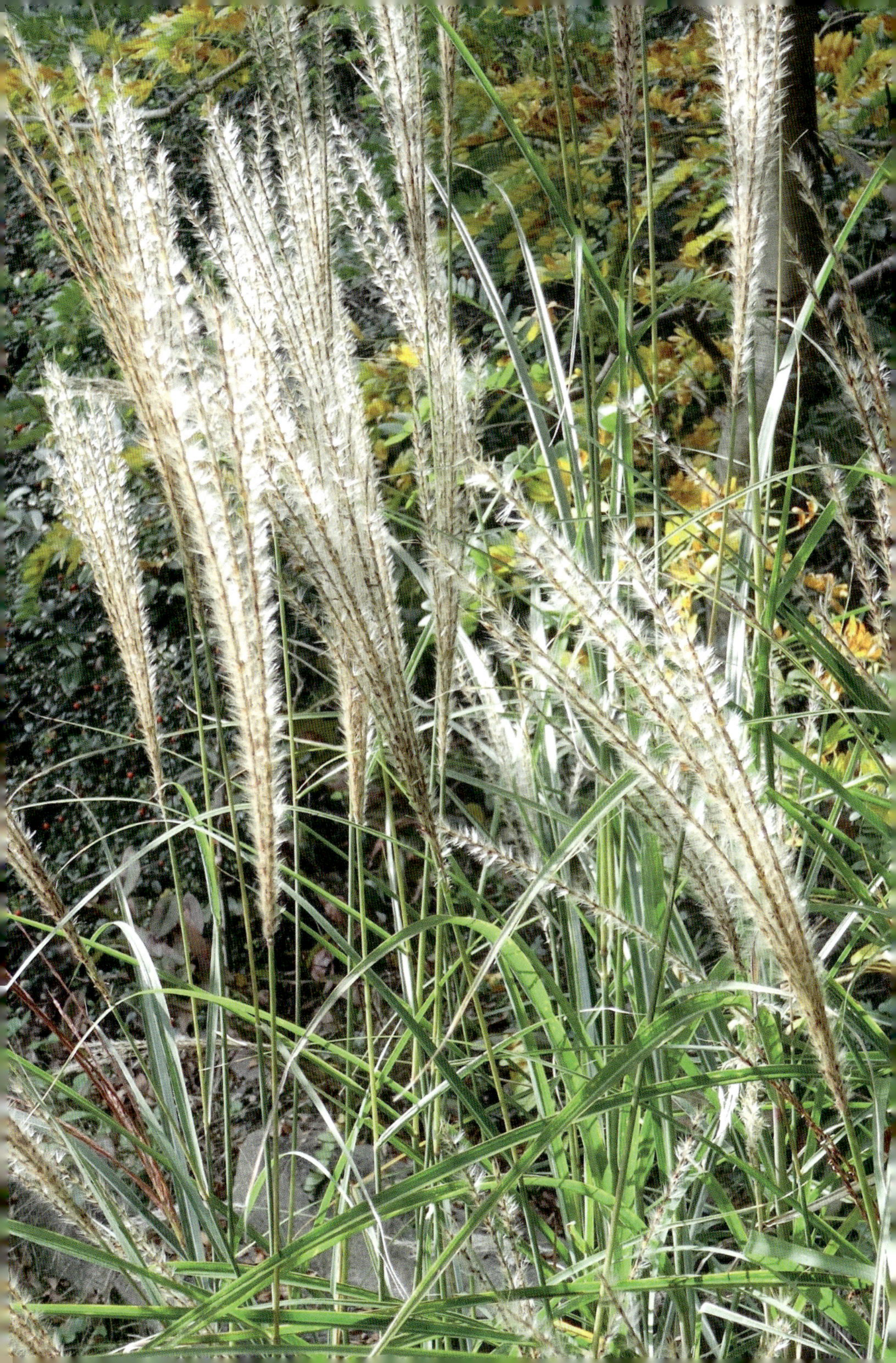

VATER

Du erzählst von Menschen, die ich nicht kenne – *und ich*
höre Dir zu

Ich helfe Dir beim Rasieren – *wie hab ich Dich als 13 jähriger*
um Deinen Bart beneidet

Ich wechsle Dir die Einlagen – *wie oft hast Du*
mich saubergemacht

Ich helfe Dir die Socken über die Füße zu ziehen – *auch wenn*
du es nicht verstehst, warum ich sie Dir
von den Händen streife

Ich gehe mit Dir durch den Park, den du nicht
mehr kennst – *zeige Dir die Wege, die Du mit mir vor*
langer Zeit gegangen bist

Ich gehe mit Dir zum Gottesdienst – *obwohl Du die Leute*
interessanter findest als die Messe

Ich nehme Dich mit zu meiner Ausstellung – *Du warst*
ja auch bei meinem ersten Fußballspiel da

Ich suche Deine Zahnprothese, die Du irgendwo
abgelegt hast – *Du hast mir vor langer Zeit*
beim Zahnarzt ja auch die Hand gehalten

Ich schneide Dir Dein Fleisch – *Du hast Recht,*
unsere Messer taugen zu nichts

Wir schauen gemeinsam die Barbara Karlich Show – *dabei*
hätte ich einen „wichtigen" Termin

Ich besuche Dich und erzähle von meiner Arbeit,
von der Lisi und den Buben,
von meinen Projekten – *und Du schläfst am Tisch ein*

Ich gehe mit Dir zum Arzt – *damit er Dein Vergessen*
mir erklärt und ich aufpasse, dass er Dich
mit Würde und Respekt behandelt

Ich gehe ein Stück Deines Weges mit, Vater

Werner Loder

„Grüß Gott, Herr Pfarrer"

Mit diesen Worten hat mich Herr Schober begrüßt, als ich ihn am Spitalsbett begrüßte, weil ich ihm die Krankensalbung spenden wollte. Das Besondere an den Worten von Herrn Schober war damals, dass er seit 3 Wochen kein einziges Wort mehr gesprochen hatte. Man kann sich vorstellen, wie die anwesenden Angehörigen aus dem Häuschen waren. Immer wieder bemerke ich bei Krankensalbungen, wie alte und schwerkranke Menschen versuchen das Kreuz zu machen oder bei den ihnen aus frühester Kindheit bekannten Gebeten, wie z.B.: Vater unser oder Gegrüßest seist du Maria, mitzubeten. Zum respektvollen Umgang mit alten Menschen gehört meiner Meinung auch, dass man mit ihnen betet, oder auch alte Kirchenlieder singt. Dazu gehört auch, dass Angehörige sie, wenn sie wollen und können, zur Sonntagsmesse in die Kirche begleiten (wenigstens zu den hohen kirchlichen Feiertagen) oder auch fragen, ob sie den Besuch eines Priesters wünschen.

Jesus hat dem blinden Bartimäus, bevor er ihn geheilt hat, die Frage gestellt: Was willst du, dass ich dir tun soll?

Diese Frage möchte ich jedem Menschen sehr ans Herz legen, aber besonders denen, die mit alten und schwerkranken Menschen zu tun haben.

Pfarrer Hans Schrei
(Graz - St. Leonhard)

PERSÖNLICHE FRAGEN

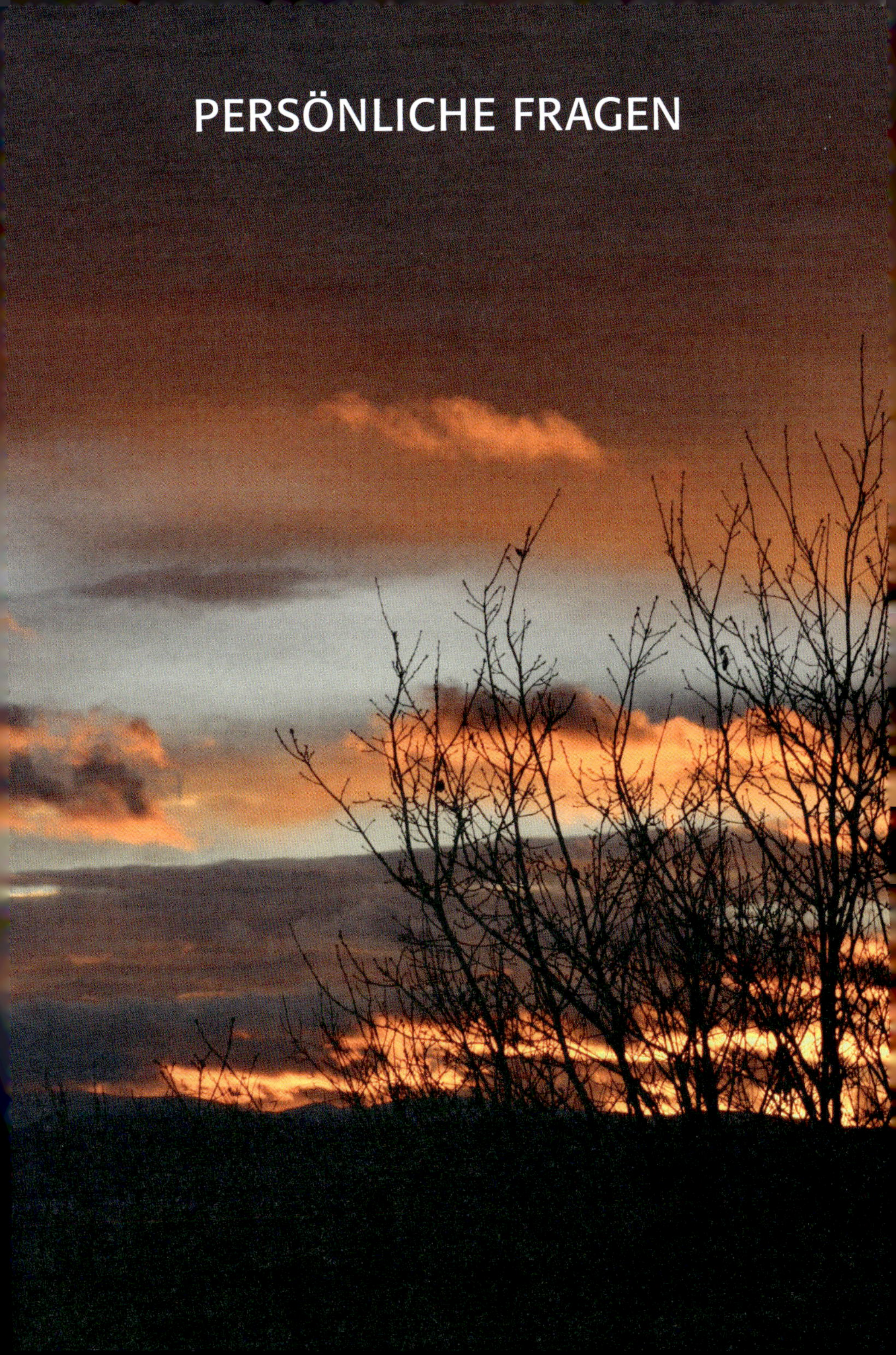

WÜRDEN SIE IHR
„LEBEN"
NOCHMALS SO
LEBEN?

WELCHES·WAR
MEIN·SCHÖNSTES
ERLEBNIS?

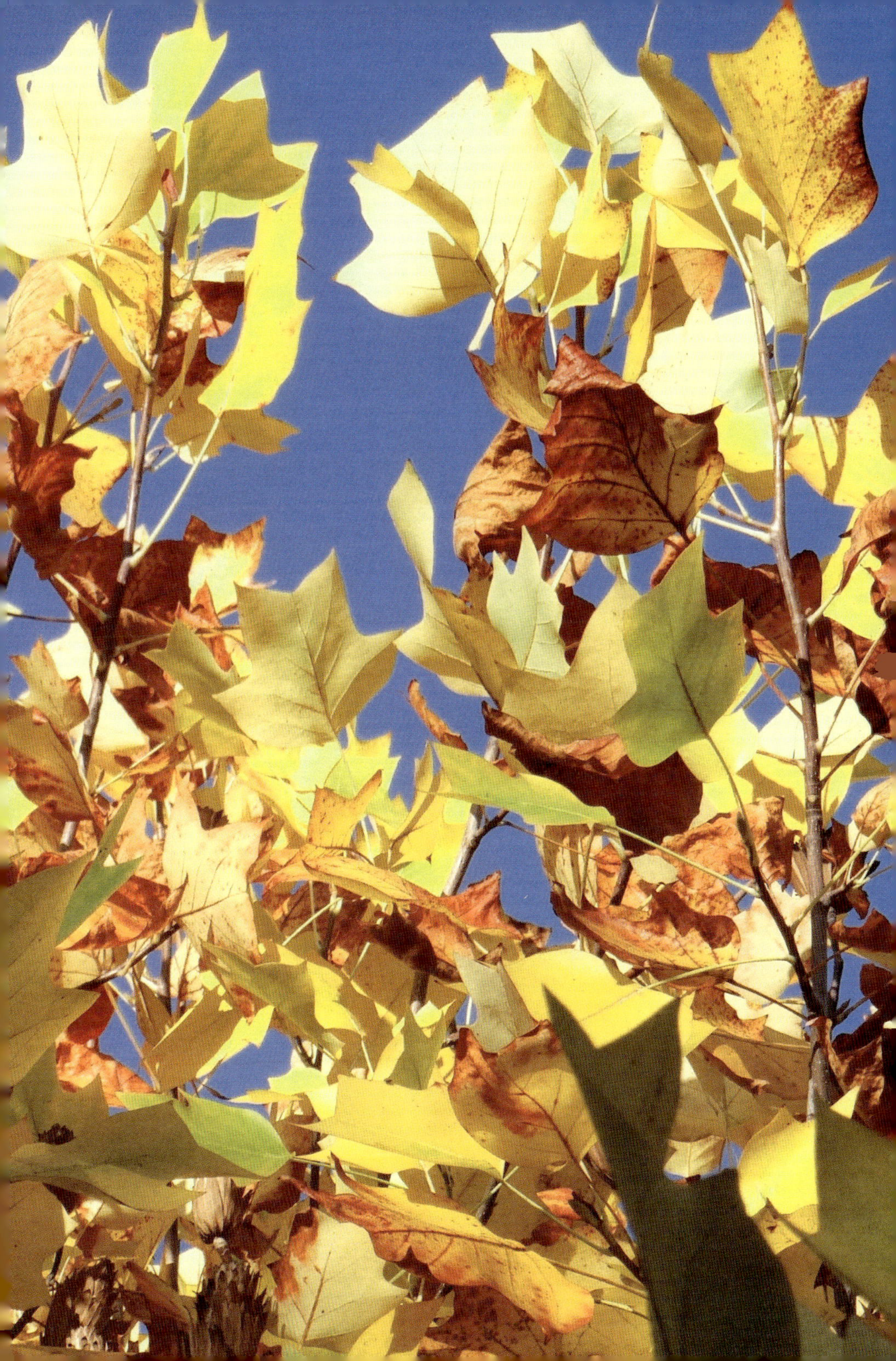

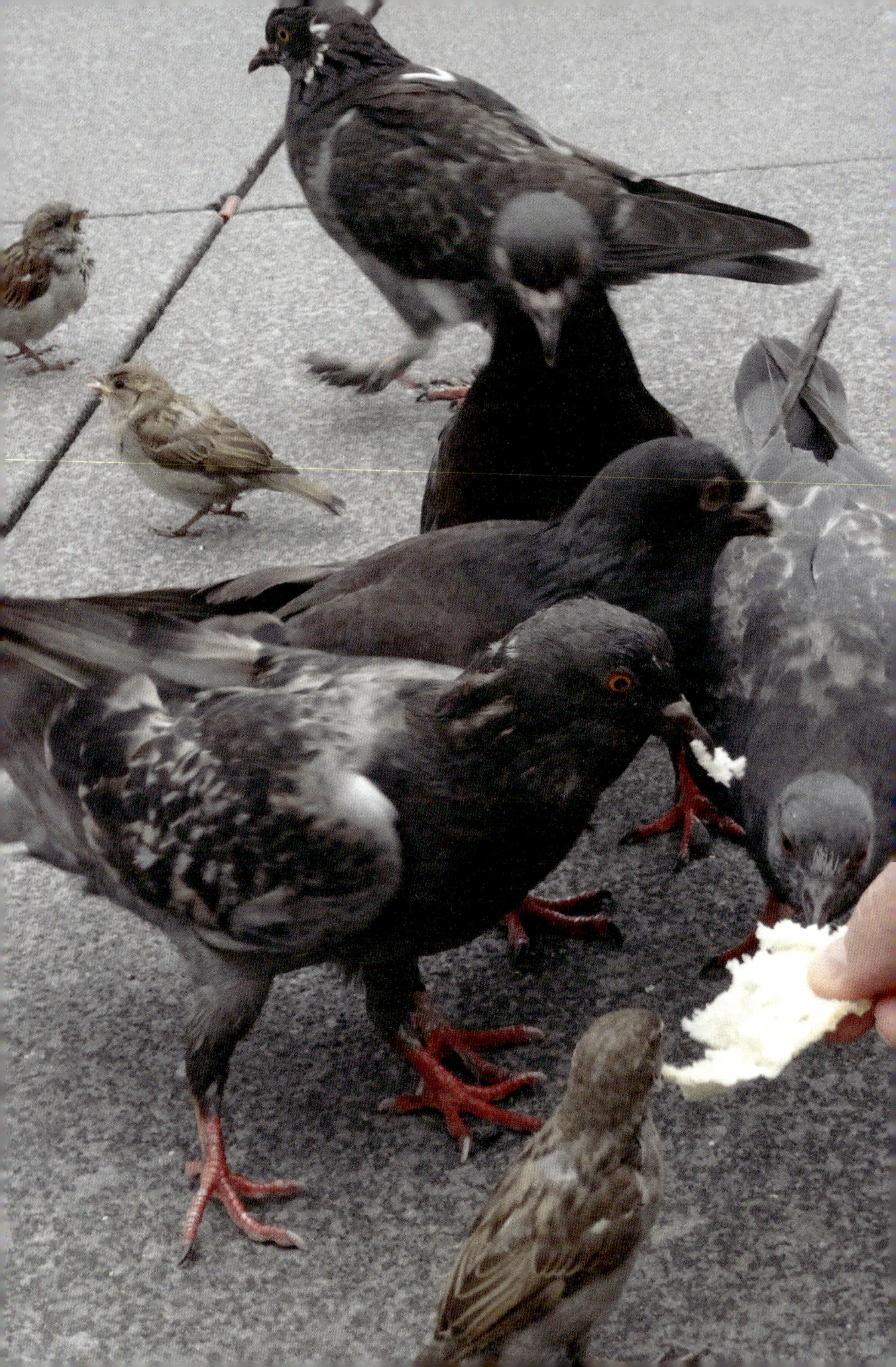

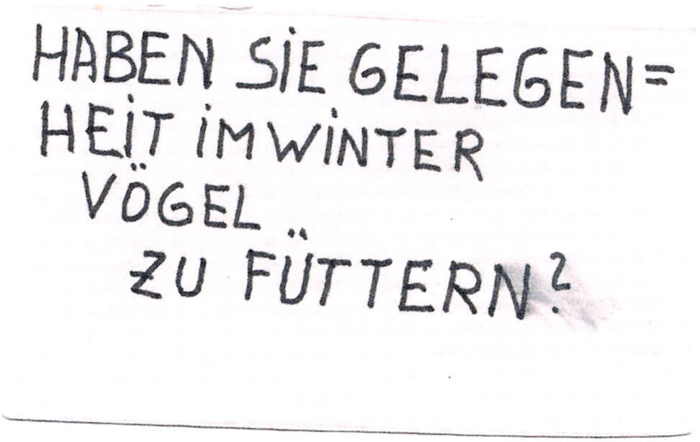
HABEN SIE GELEGEN=
HEIT IM WINTER
VÖGEL
ZU FÜTTERN?

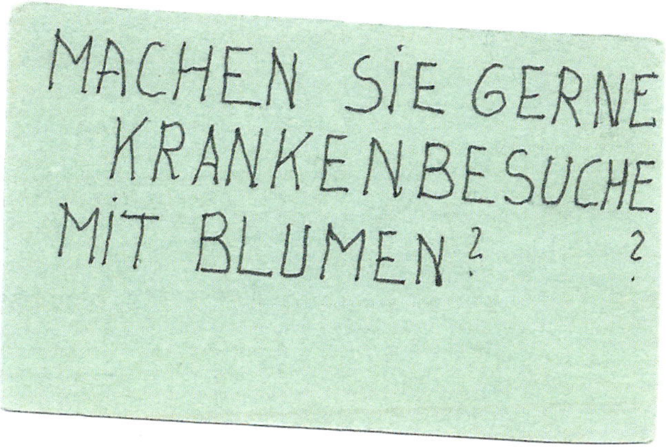
MACHEN SIE GERNE
KRANKENBESUCHE
MIT BLUMEN? ?

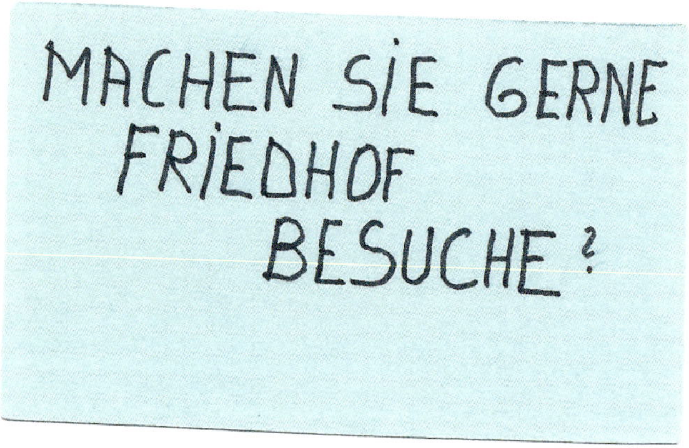
MACHEN SIE GERNE
FRIEDHOF
BESUCHE?

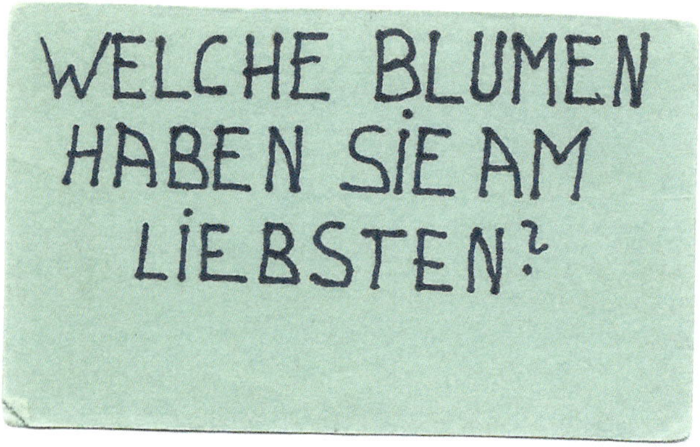
WELCHE BLUMEN
HABEN SIE AM
LIEBSTEN?

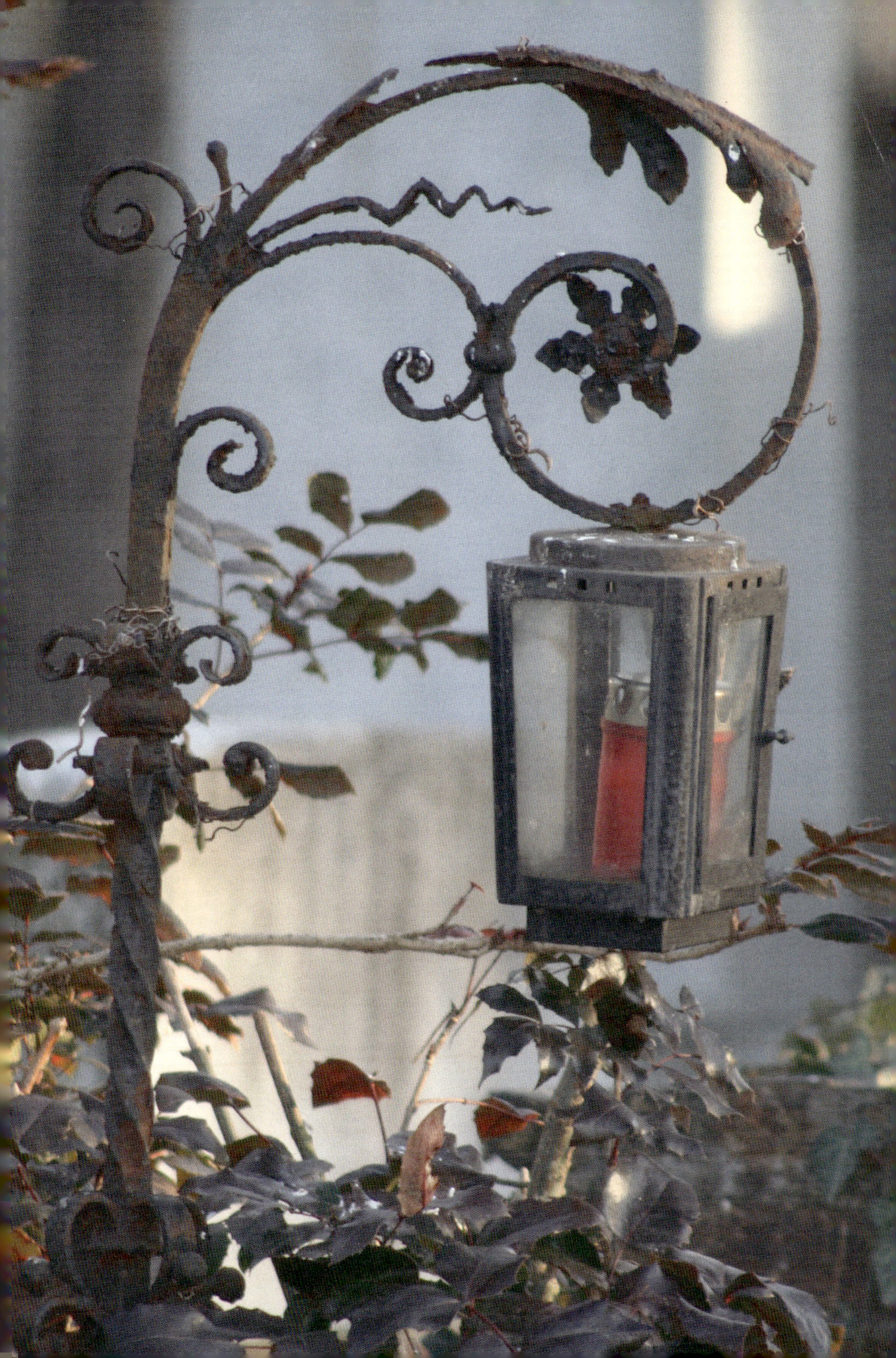

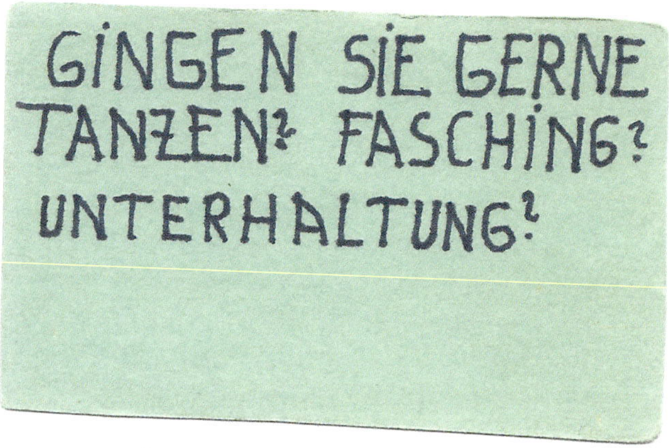
GINGEN SIE GERNE TANZEN? FASCHING? UNTERHALTUNG?

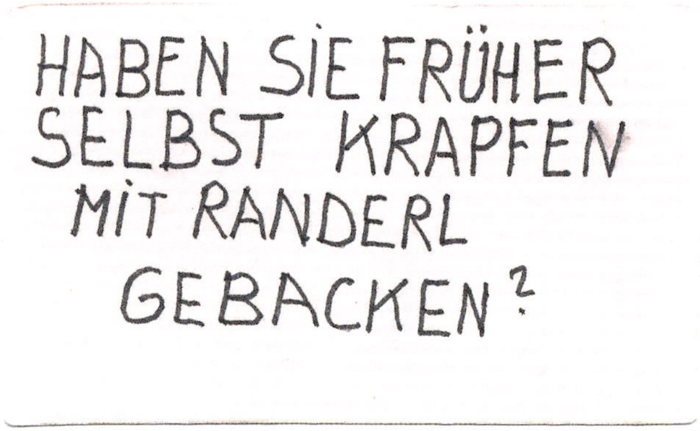
HABEN SIE FRÜHER SELBST KRAPFEN MIT RANDERL GEBACKEN?

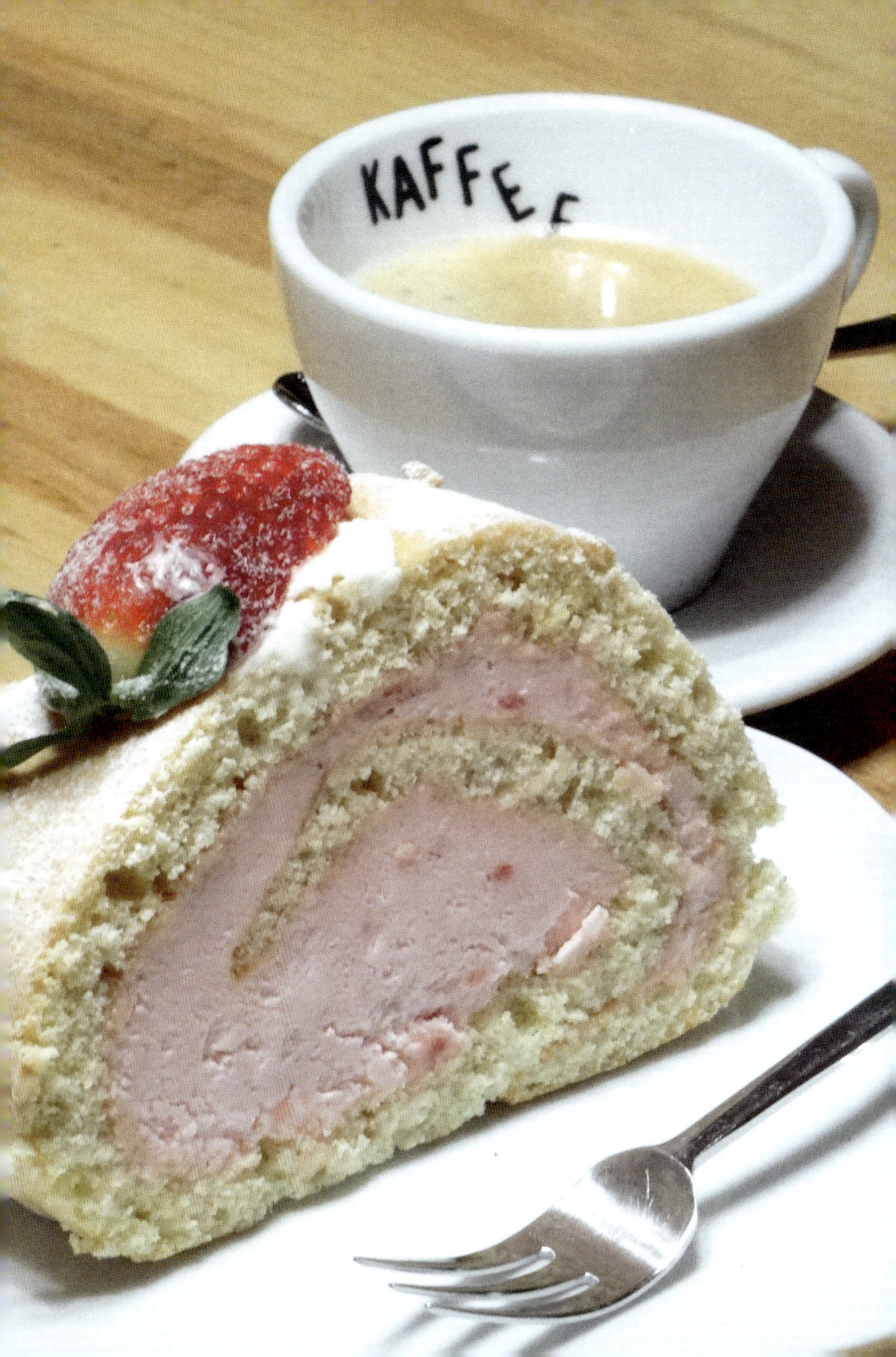
KAFFE

Gesichtsverlust

Kann man als Mensch mehr verlieren als sein Gesicht?
Das Gesicht zeigt uns, es trägt uns nach außen.
Es spiegelt unser Seelenleben wieder.
Das Gesicht zeigt Wohlwollen und Ablehnung,
lässt den Betrachter erkennen, was der Gesichtsträger
denkt und erlebt.

Was aber, wenn ich mein Gesicht
– auch mein inneres Gesicht – verliere?
Mein Bild von mir
für mich selbst
aber auch das Bild, das ich bei anderen aufgebaut habe.

Allein der Gedanke ist schauderhaft.
Ich verliere mich, vor mir selbst und vor den Anderen.
Wie wohltuend sind dann Menschen, die nicht
ihr Bild von mir lieben, sondern mich.
So wie ich bin.
So wie ich werde.

Von Erde zu Erde.

Markus Hirtler

WELCHE MUSIK
HABE ICH AM
LIEBSTEN!?

LIEBEN SIE
VOLKSLIEDER?
WELCHE?

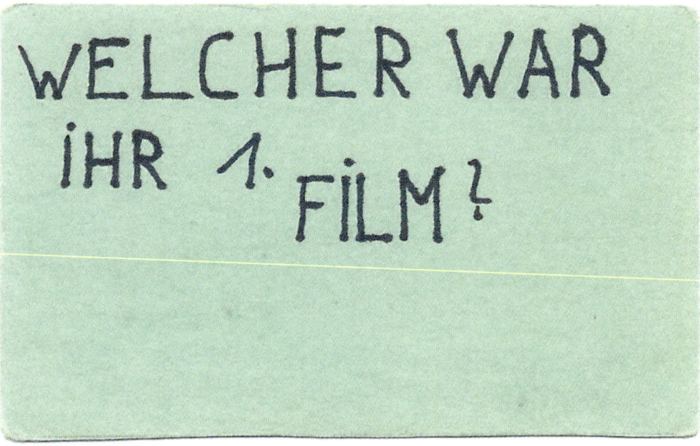
WELCHER WAR
IHR 1. FILM?

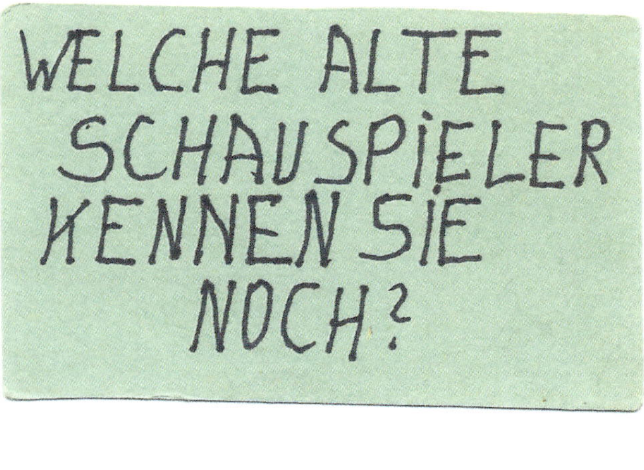
WELCHE ALTE
SCHAUSPIELER
KENNEN SIE
NOCH?

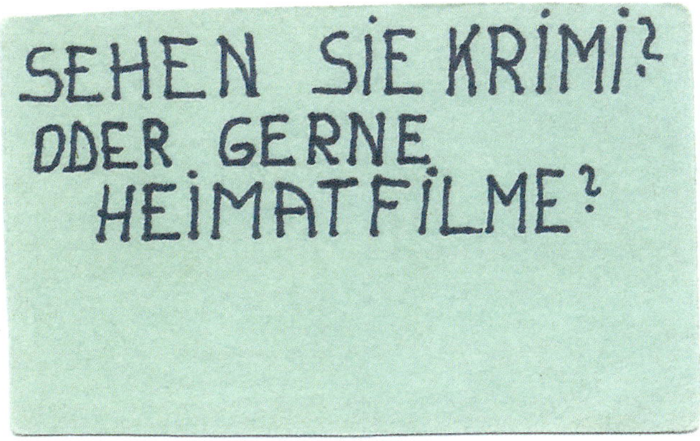
SEHEN SIE KRIMI?
ODER GERNE
HEIMATFILME?

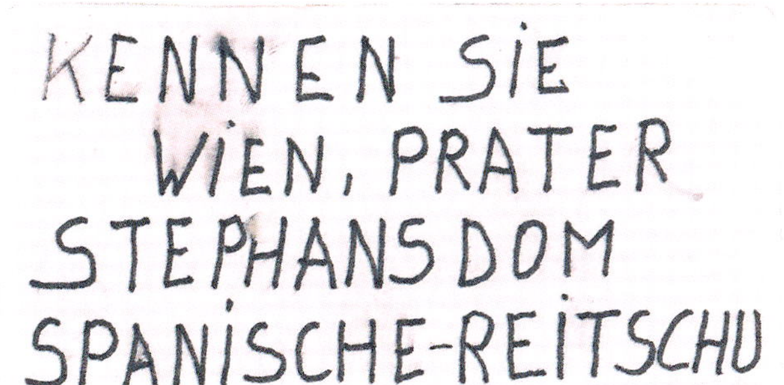
KENNEN SIE
WIEN, PRATER
STEPHANSDOM
SPANISCHE-REITSCHU
LE?

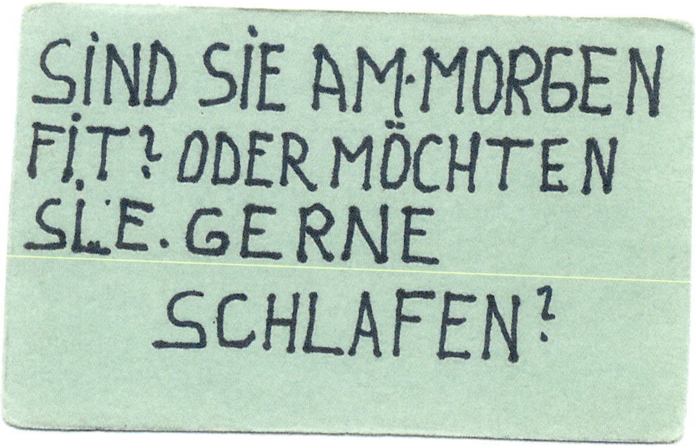
SIND SIE AM·MORGEN
FIT? ODER MÖCHTEN
SIE GERNE
SCHLAFEN?

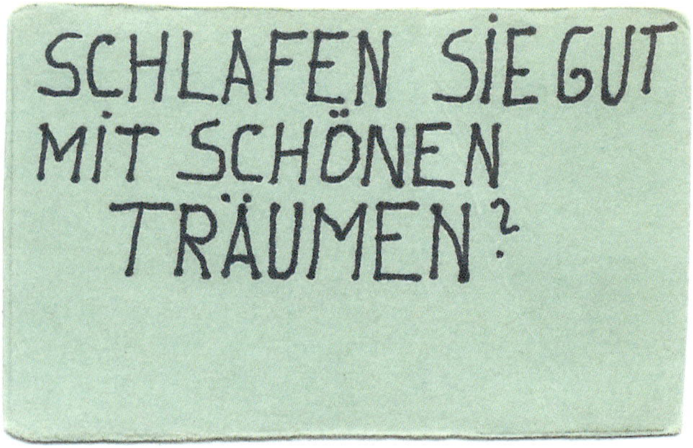
SCHLAFEN SIE GUT
MIT SCHÖNEN
TRÄUMEN?

FÜRCHTEN SIE SICH
VOR BLITZ UND DONNER
WAS MACHEN
SIE DANN?

WELCHE IST FÜR SIE
DIE SCHÖNSTE
JAHRESZEIT?

FRÜHLING

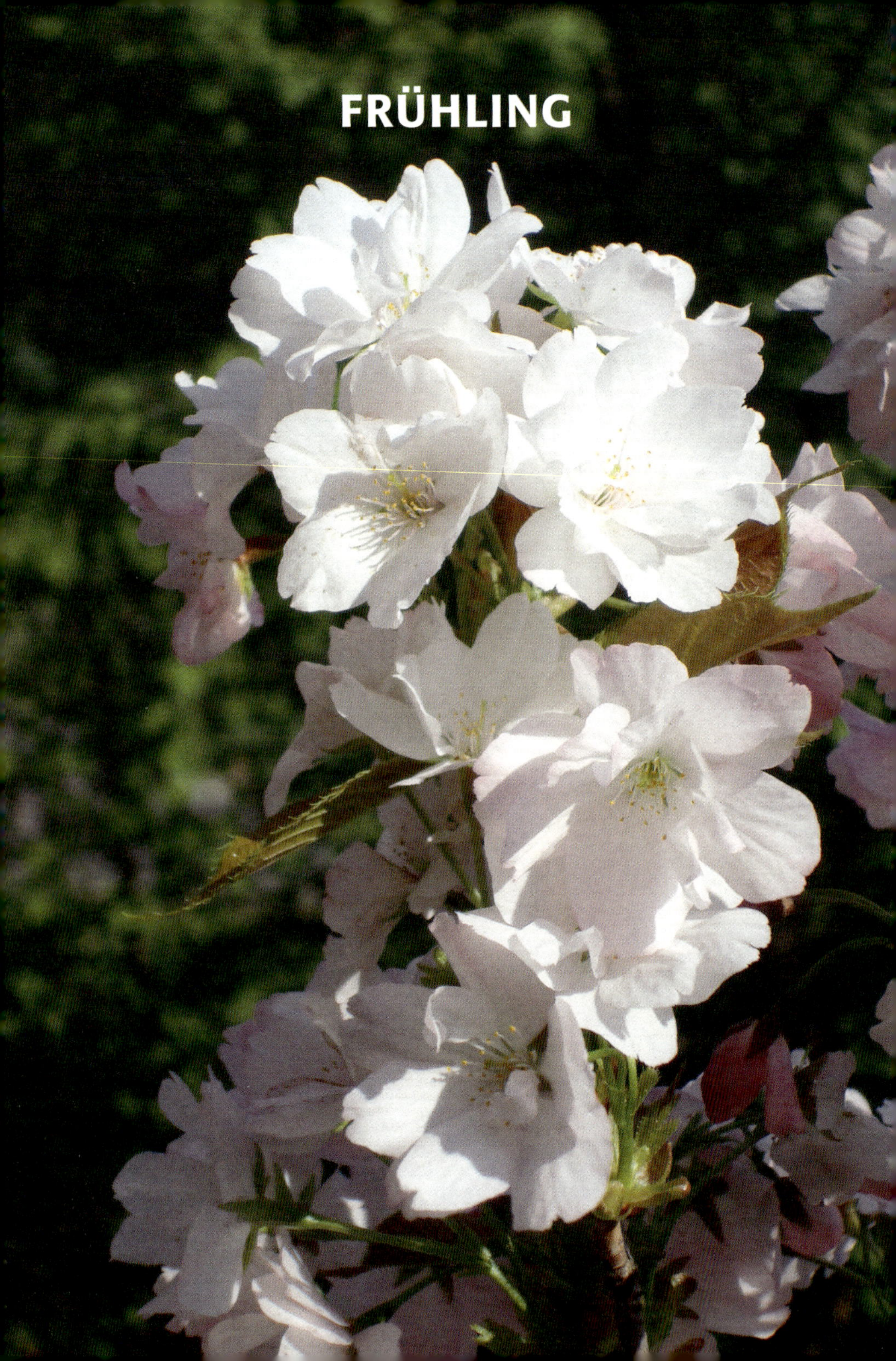

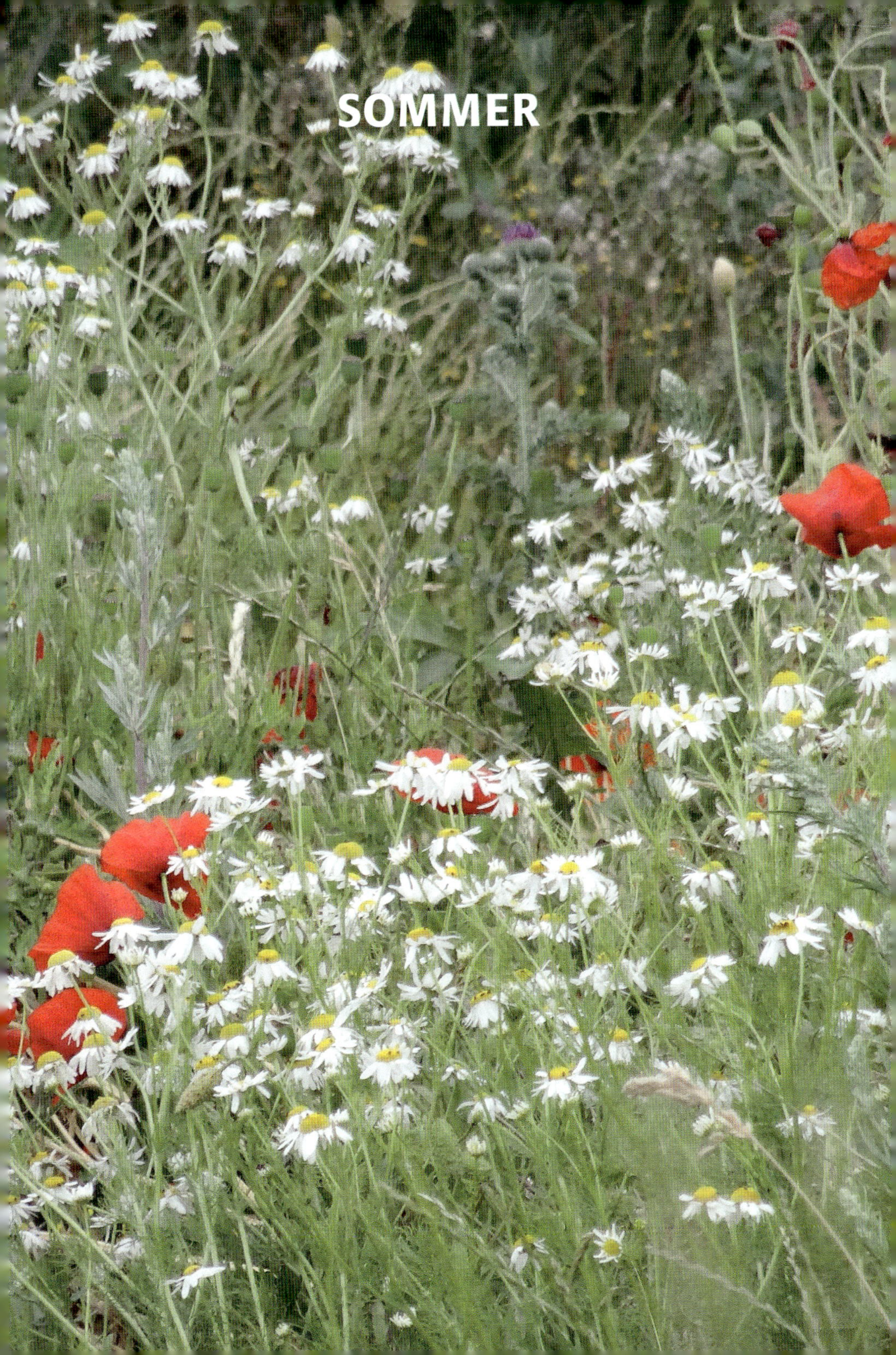
SOMMER

HERBST

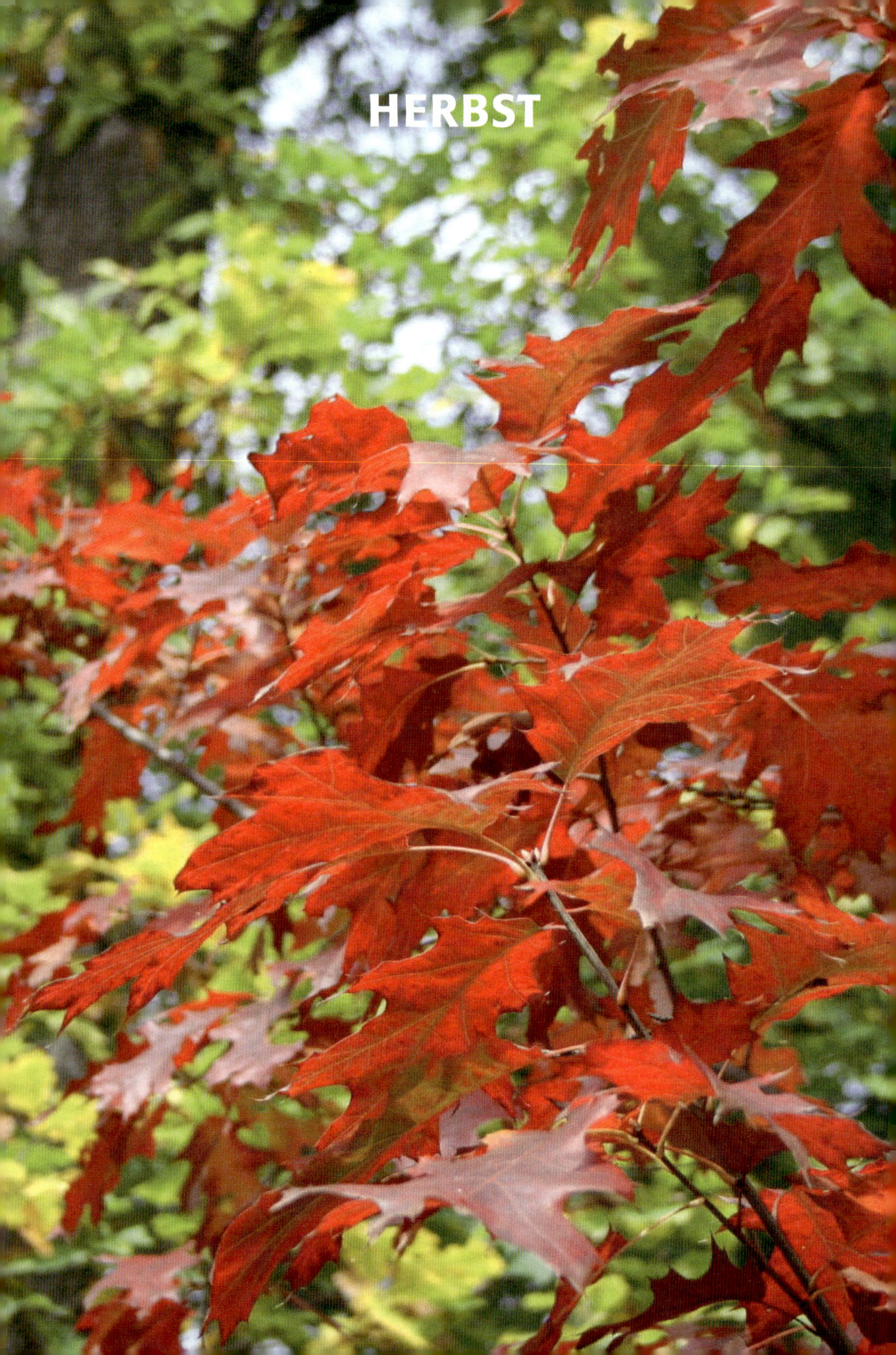

WINTER

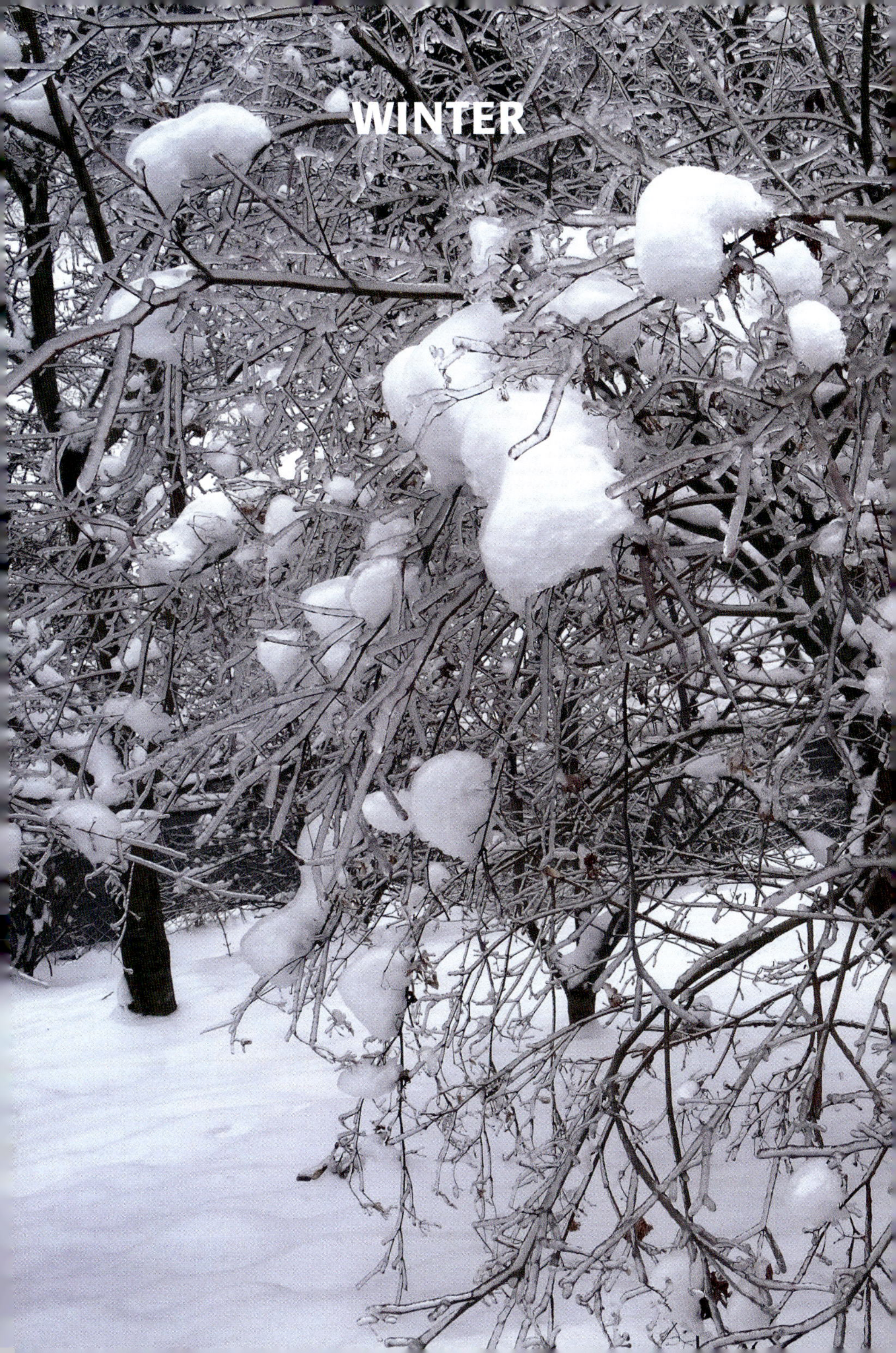

WAREN SIE ALS
KIND EISLAUFEN
UND
RODELN?

LIEBEN SIE TIERE
UND WELCHE?

Das verlorene Gesicht

Hand verstaucht - oh weh, aber kein Problem,
wird schon wieder werden.

Rheuma - hm, ja kenn ich, die Tante meiner Nichte hat das auch,
ist sehr unangenehm vor allem bei dem feuchten Wetter.

Lungenentzündung - heißa Kathreinerle, da heißt es aufpassen,
das kann sich aufs Herz schlagen!

Krebs - uff, das ist kein leichter Weg. Chemotherapie, Bestrahlung
und dann die ganzen Nebenwirkungen und die Angst
vor den Metastasen.
Bestimmt schaffst du das, bist ja ein starker Mensch.

Das Gesicht verloren? – hm wer bist du nun?
Deine Gedanken entschwinden, die Erinnerung verblasst,
Gewohntes wird fremd.
Wer bist du? Wo ist dein Gesicht?
Ich hab doch immer so ein klares Bild von dir gehabt.
Wer bist du für mich, - ohne Gesicht?
Der zweite, der tiefe Blick verrät es mir: Natürlich hast du
ein Gesicht!
Es entspricht bloß nicht mehr dem Bild,
das ich von dir hatte.
Das Problem ist nicht das verloren geglaubte Gesicht.
Mein Bild von dir zwingt dich in die Knie
und raubt dir dein Gesicht.
Dein Wert wird nicht von meinem Bild bestimmt.
Du bist du.
Punkt

Markus Hirtler

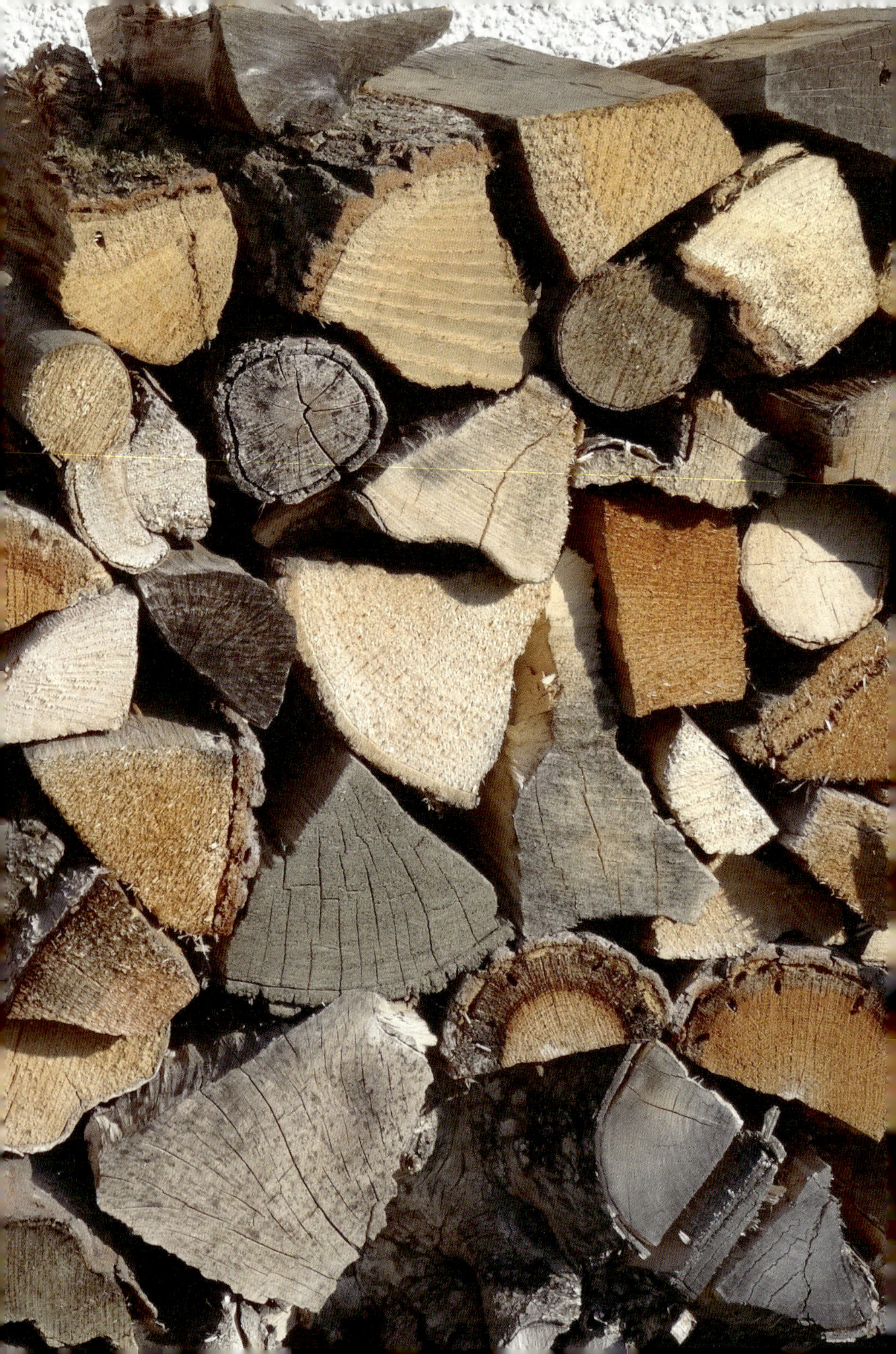

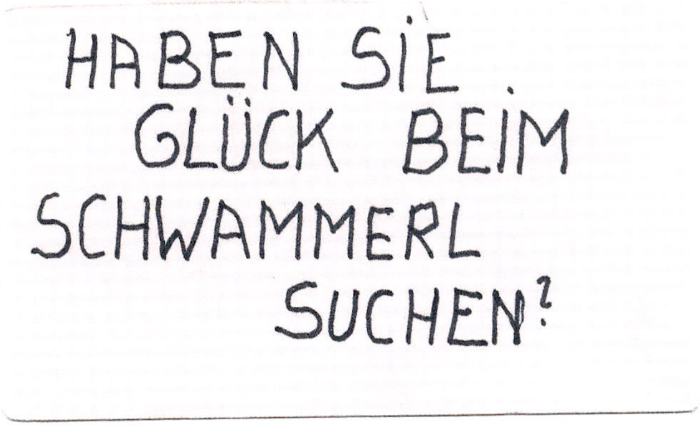
HABEN SIE
GLÜCK BEIM
SCHWAMMERL
SUCHEN?

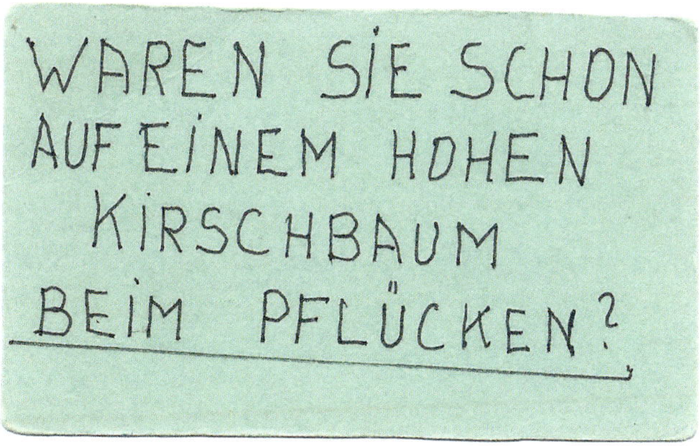
WAREN SIE SCHON
AUF EINEM HOHEN
KIRSCHBAUM
BEIM PFLÜCKEN?

LIEBEN SIE DIE
BERGE? MACHTEN
SIE WANDERUNGEN?

STANDEN SIE SCHON
BEI EINEM
GIPFELKREUZ?

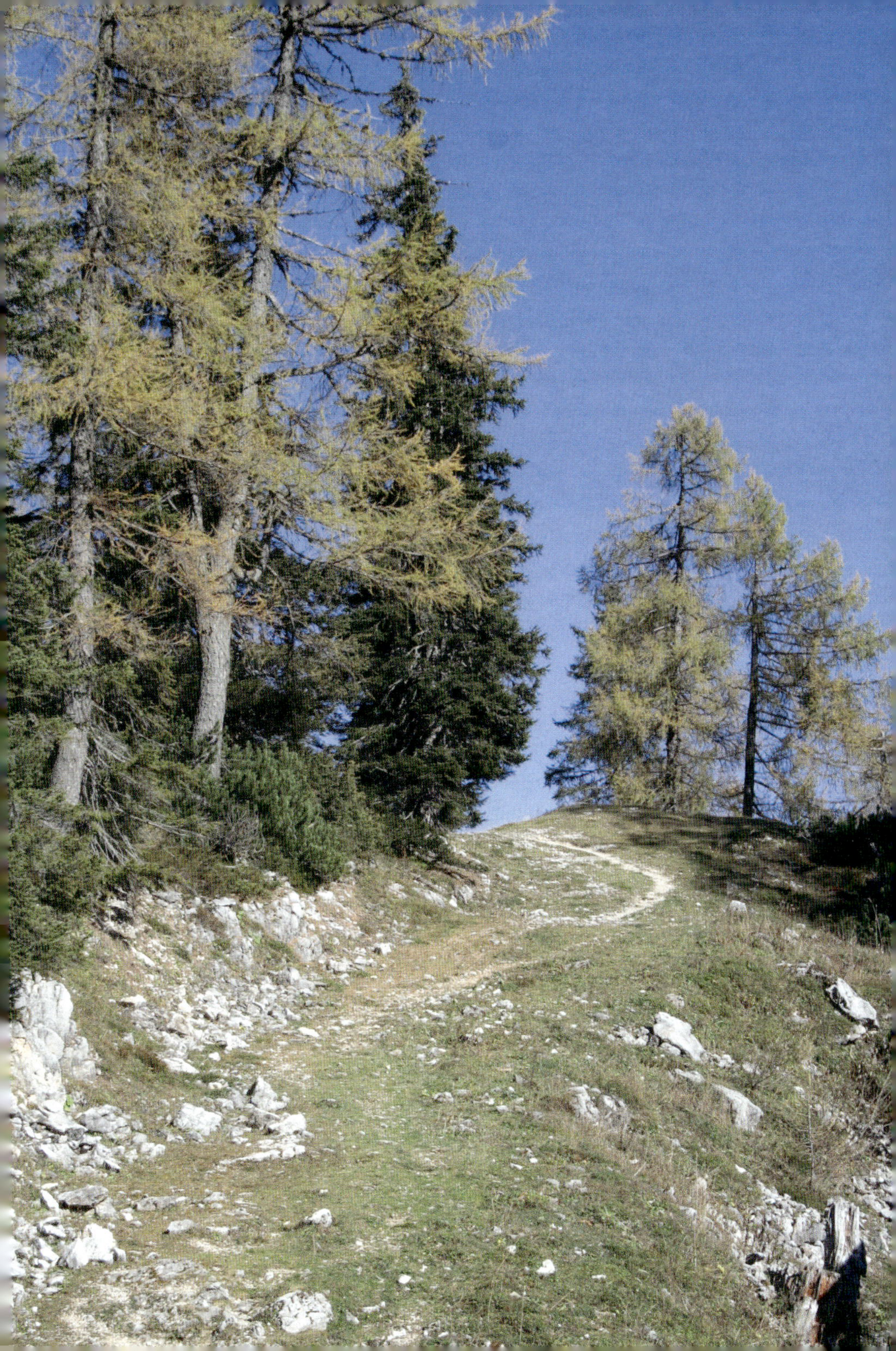

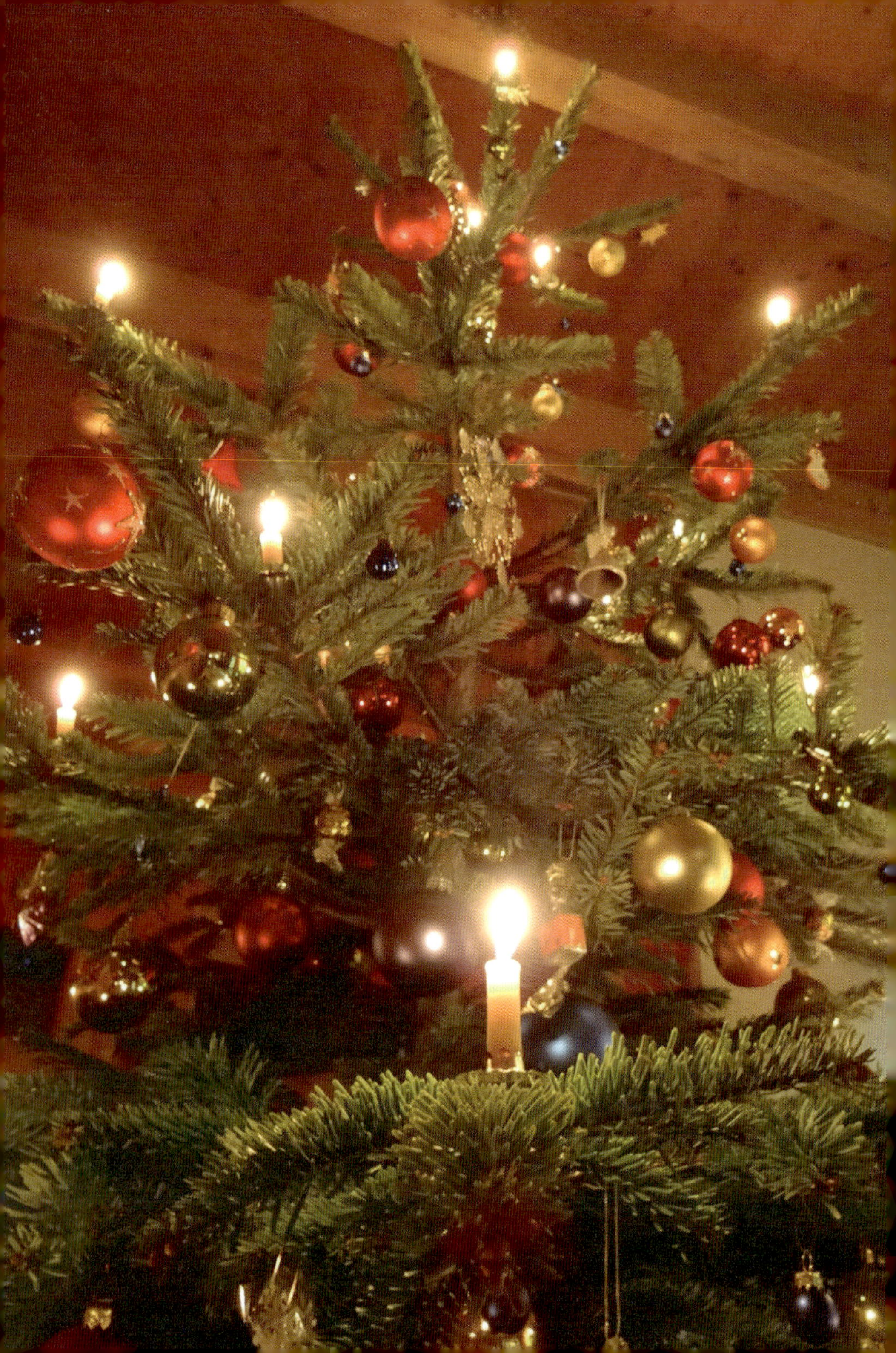

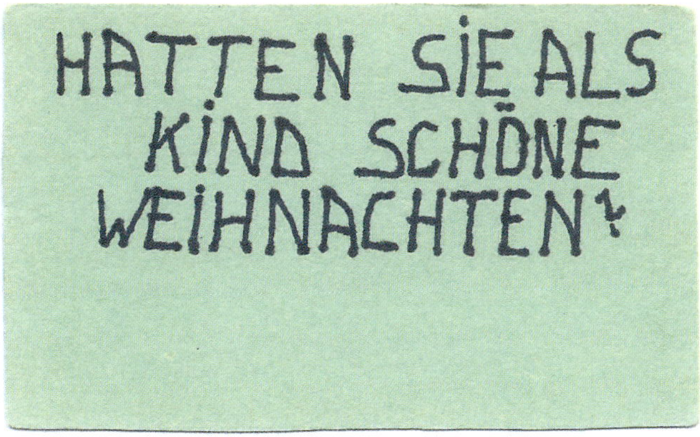
HATTEN SIE ALS
KIND SCHÖNE
WEIHNACHTEN?

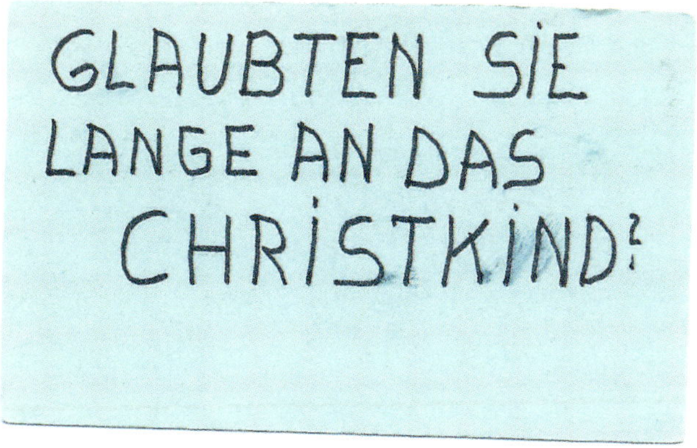
GLAUBTEN SIE
LANGE AN DAS
CHRISTKIND?

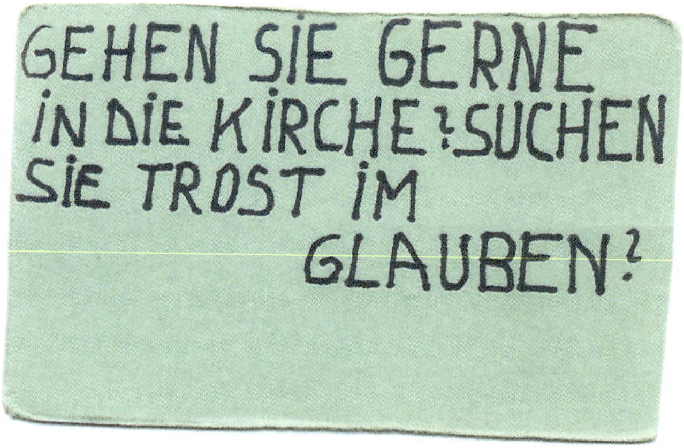
GEHEN SIE GERNE
IN DIE KIRCHE? SUCHEN
SIE TROST IM
GLAUBEN?

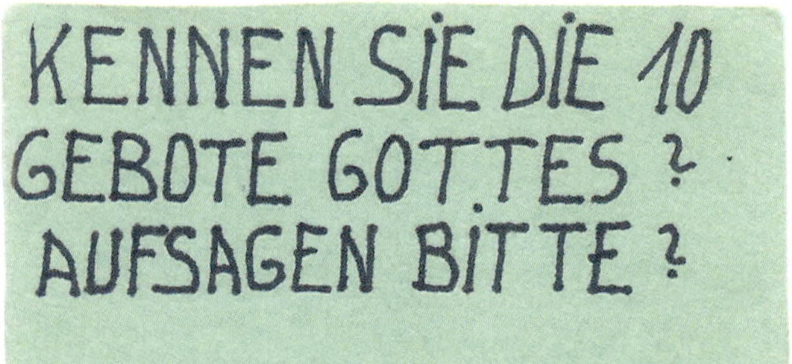
KENNEN SIE DIE 10
GEBOTE GOTTES?
AUFSAGEN BITTE?

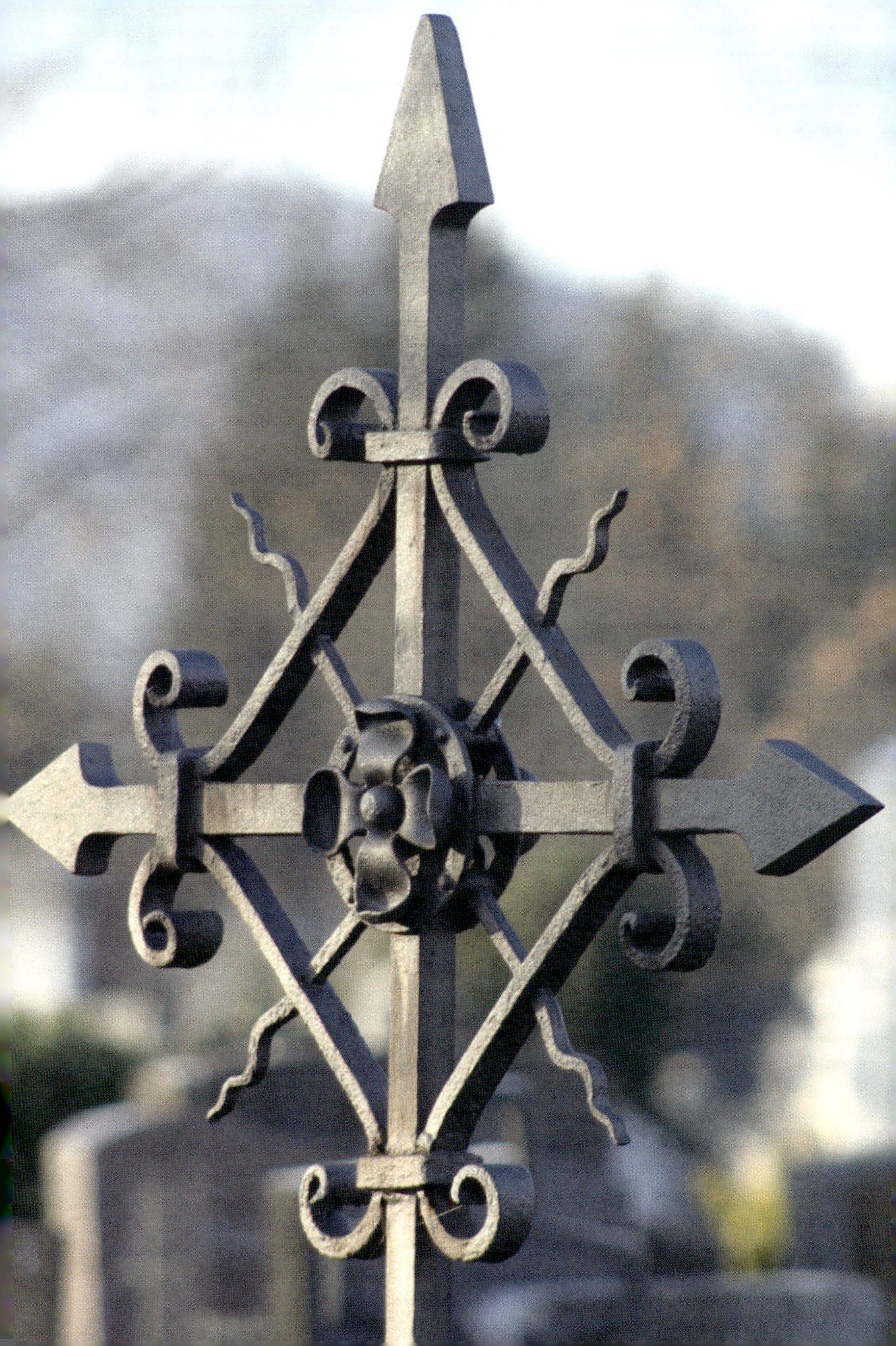

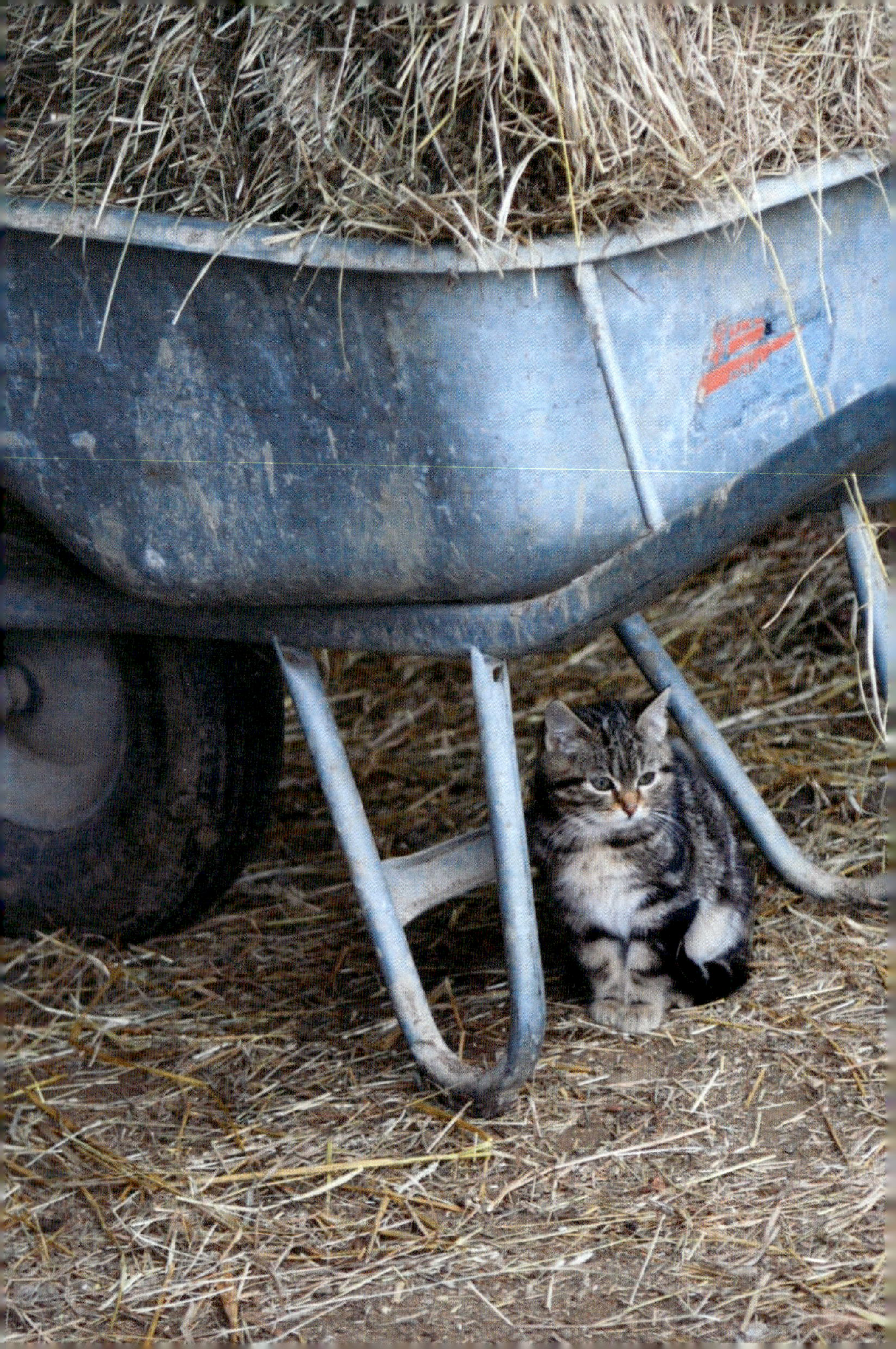

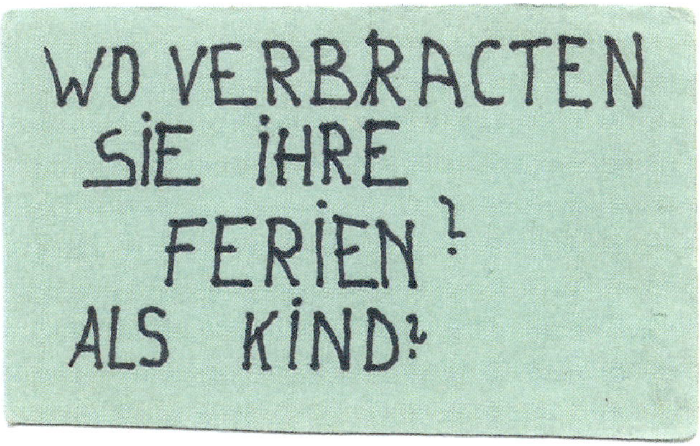
WO VERBRACTEN
SIE IHRE
FERIEN?
ALS KIND?

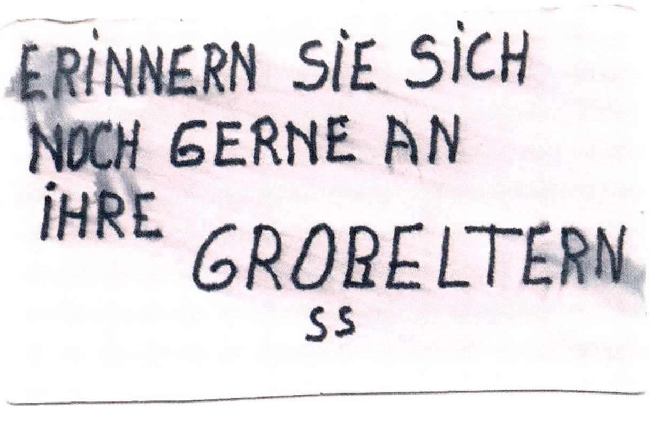
ERINNERN SIE SICH
NOCH GERNE AN
IHRE
GROßELTERN
SS

WAS WÜRDE ICH TUN,
WENN ICH REICH
WÄRE?

WELCHE IST MEINE
LIEBLINGSSPEISE
UND WELCHE
NICHT?

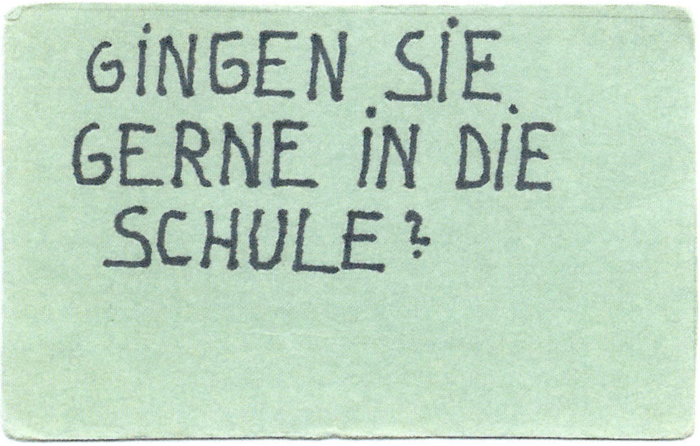
GINGEN SIE
GERNE IN DIE
SCHULE?

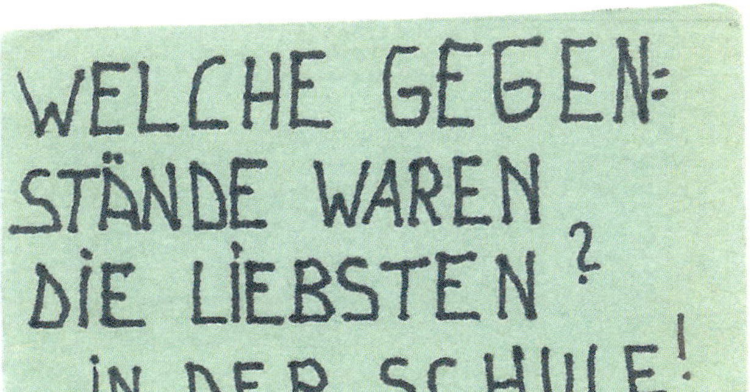
WELCHE GEGEN-
STÄNDE WAREN
DIE LIEBSTEN?
IN DER SCHULE!

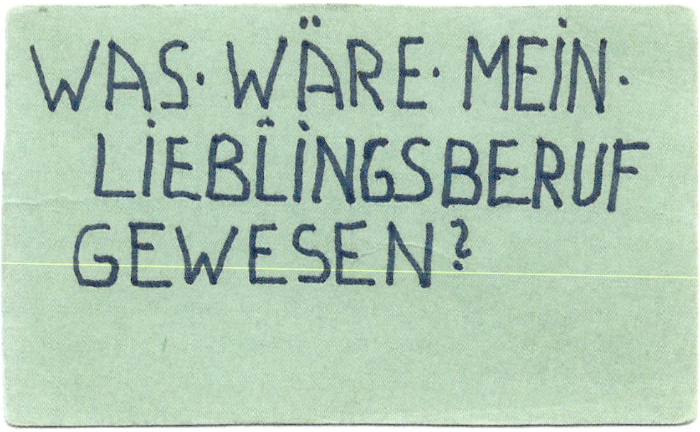
WAS · WÄRE · MEIN ·
LIEBLINGSBERUF
GEWESEN?

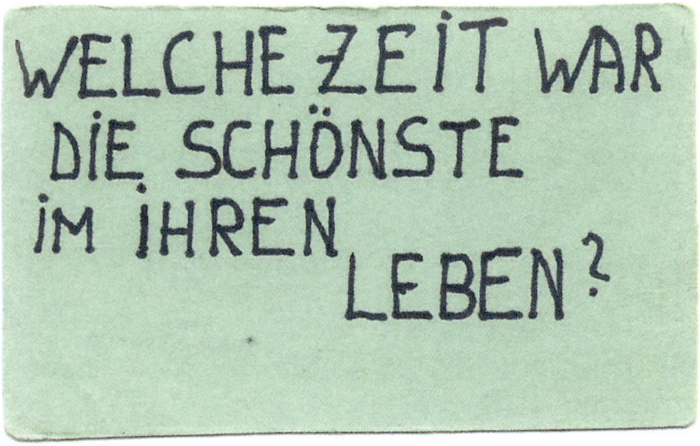
WELCHE ZEIT WAR
DIE SCHÖNSTE
IM IHREN
LEBEN?